常见病名医解惑丛书·西苑医院系列

名医解惑
高脂血症

唐旭东　总主编
童文新　主　编

中国科学技术出版社
·北 京·

图书在版编目（CIP）数据

名医解惑 高脂血症 / 童文新主编 . —北京：中国
科学技术出版社，2016.1
（常见病名医解惑丛书 . 西苑医院系列）
ISBN 978-7-5046-6909-4

Ⅰ.①名… Ⅱ.①童… Ⅲ.①高血脂病—防治
Ⅳ.① R589.2

中国版本图书馆 CIP 数据核字（2015）第 251785 号

策划编辑	张　楠	
责任编辑	张　楠　杨　丽	
责任校对	何士如	
责任印制	张建农	
装帧设计	中文天地	

出　　版	中国科学技术出版社	
发　　行	科学普及出版社发行部	
地　　址	北京市海淀区中关村南大街16号	
邮　　编	100081	
发行电话	010-62103130	
传　　真	010-62179148	
网　　址	http://www.cspbooks.com.cn	

开　　本	787mm×1092mm　1/16	
字　　数	91千字	
印　　张	6.75	
版　　次	2016年3月第1版	
印　　次	2016年3月第1次印刷	
印　　刷	北京玥实印刷有限公司	
书　　号	ISBN 978-7-5046-6909-4 / R·1862	
定　　价	20.00元	

总　序

中国中医科学院西苑医院专病门诊由来已久。专病门诊的设立帮助患者减少就医的盲目性，帮助中青年医生稳定临床方向、提高临床疗效。通过专病门诊的建设，一批中青年名医脱颖而出，成为临床有疗效、患者能信任的专家群体。他们在专病门诊悉心解答患者疑惑，讲解中医科普知识，指导患者形成正确的疾病观、治疗观，使其配合医生积极治疗，获得了患者的广泛欢迎和赞誉。

《常见病名医解惑丛书》的作者均来自于西苑医院中青年名中医为主的专家群体，他们将专病门诊中需要患者掌握的疾病防治知识、注意事项、治病小窍门等整理成册，简明扼要，精练适用，凝聚了专家的心血以及宝贵医患沟通与健康教育的经验。建议读者阅读时，不必拘泥于从头至尾的顺序阅读，可以根据自己的兴趣与需要，选择相关内容先后阅读，必要时做些笔记，使自己也成为慢病防治的行家里手。

本丛书的出版得到中国中医科学院西苑医院和中国科学技术出版社的大力支持。西苑医院唐旭东院长始终如一关心专科门诊的建设与中青年医师的成长，亲任丛书总主编；西苑医院医务处的杜佳楠、杨怡坤等多位同志也为本书的出版做出了贡献。中国科学技术出版社张楠编审及其他编辑悉心指导专家撰写科普著作，不厌其烦地进行修改润色，使本丛书得以顺利出版发行。

由于本丛书作者众多，科普著作之撰写比专业著作更难、要求更高，在措辞、语言通俗性方面难免会有不足。医学发展日新月异，本丛书的编写是专家在繁忙的临床、科研、教学工作之余完成，历时 3 年有余，数易其稿，疏落之处仍属难免，敬请广大读者提出宝贵意见以利今后改进提高。

中国中医科学院西苑医院

2015年7月18日

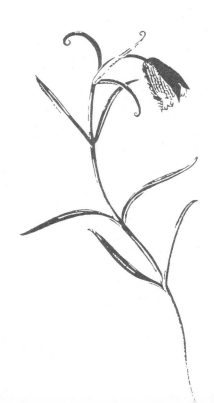

目 录

小 引　**请为健康预留 15 分钟**

1　哪些人是高脂血症的高危人群？/ 1

2　如何判断是否已经患上了高脂血症？/ 2

3　高脂血症是如何分类的？/ 3

4　针对高脂血症，应该采取哪种治疗手段？/ 3

5　本书使用方法 / 4

第一章　**揭开高脂血症的神秘面纱**

1　什么是血脂？/ 5

2　什么是总胆固醇？它对人体有哪些作用和影响？/ 6

3　什么是甘油三酯？它对人体有哪些作用和影响？/ 7

4　什么是高密度脂蛋白？为什么又称为"好脂蛋白"？/ 8

5　什么是低密度脂蛋白？为什么又称为"坏脂蛋白"？/ 8

6　高脂血症有几种类型？/ 9

7　原发性高脂血症是怎么回事？/ 9

8　继发性高脂血症有什么原因？/ 10

9　高脂血症会对血管产生什么影响？/ 10

10　血脂过高还有什么害处？/ 11

11　高脂血症容易复发吗？/ 11

12　高脂血症会遗传吗？/ 12

第二章　远离高脂血症的预防措施

1 高脂血症可以预防吗？/ 13

2 如何有效预防高脂血症的发生？/ 13

3 哪些人属于高脂血症易感人群？/ 14

4 为什么肥胖的人容易血脂高？/ 14

5 为什么中老年人容易血脂高？/ 15

6 为什么绝经后妇女容易血脂高？/ 15

7 为什么长期吸烟、酗酒、不爱运动的人容易血脂高？/ 15

8 为什么情绪变化容易血脂高？/ 16

9 什么药物可以升高血脂？/ 16

10 高血压与高脂血症有什么关系？/ 16

11 冠心病与高脂血症有什么关系？/ 17

12 肝脏疾病与高脂血症有什么关系？/ 17

13 肾脏疾病与高脂血症有什么关系？/ 17

14 糖尿病与高脂血症有什么关系？/ 17

15 痛风与高脂血症有什么关系？/ 18

16 甲状腺功能减低与高脂血症有什么关系？/ 18

17 如何对高脂血症易感人群进行食疗？/ 18

18 哪些烹饪方法适合高脂血症易感人群？/ 19

19 高脂血症易感人群应选择何种运动？/ 20

20 高脂血症易感人群还应注意哪些事项？/ 21

第三章　高脂血症患者就诊前的必备功课

1 去医院就诊之前，是否需要进行准备？/ 23

2 去医院就诊前应该具体做什么准备？/ 24

3 去门诊看病需要带上哪些东西？/ 24

4 如果要去住院，需要带上哪些东西？/ 25

5 做血脂检查前应如何准备？/ 25

6 如何读懂血脂化验单？ / 26

7 血脂化验单除以上四项，还有什么？ / 26

8 血脂化验单各项指标的正常值是多少？ / 27

9 血脂是越低越好吗？ / 27

10 其他检查有什么意义？ / 28

11 血、尿常规有什么意义？ / 28

12 血生化检查有什么意义？ / 28

13 心电图检查有什么意义？ / 29

14 心脏彩色超声检查有什么意义？ / 30

15 腹部 B 超检查有什么意义？ / 30

16 血管彩色多普勒超声检查有什么意义？ / 30

17 发现患有高脂血症后，应该采取哪些治疗方法？ / 30

18 高脂血症是否需要住院治疗？ / 31

第四章　　高脂血症的饮食运动治疗措施

1 高脂血症是"富贵病"吗？还有哪些疾病是"富贵病"？ / 32

2 饮食治疗对高脂血症患者有意义吗？ / 32

3 高脂血症患者的饮食治疗包括哪些内容？ / 33

4 高脂血症患者为什么要减少脂肪摄入？ / 33

5 高脂血症患者如何减少胆固醇的摄入？ / 34

6 高脂血症患者为什么要减少碳水化合物的摄入？ / 35

7 高脂血症患者为什么要减少钠盐的摄入？ / 35

8 高脂血症患者为什么要戒烟？ / 36

9 高脂血症患者为什么要减少酒的摄入？ / 37

10 高脂血症患者为什么要摄入充足的蛋白质？ / 37

11 哪些常见的蔬菜具有降脂作用？ / 38

12 哪些常见的主食具有降脂作用？ / 40

13 哪些常见的水果具有降脂作用？ / 41

14 茶叶能辅助降脂吗？/ 41

15 如何判断体重是否标准？/ 42

16 运动疗法对于治疗高脂血症有意义吗？/ 42

17 运动疗法适合于所有的高脂血症患者吗？/ 43

18 高脂血症患者在哪些情况下需要禁止运动？/ 43

19 哪些情况下高脂血症患者应该减少运动量？/ 44

20 确定运动方式的基本步骤是什么？/ 45

21 如何选择运动种类？/ 45

22 如何确定运动量？/ 46

23 如何判断运动量是否合适？/ 47

24 如何对自己的运动效果进行评价和调整？/ 48

25 运动的频率多少为宜？/ 49

26 一天中哪个时间段最适合运动？/ 49

27 运动之前需要做的准备工作有哪些？/ 49

28 运动后要注意什么？/ 50

29 体型肥胖者运动减体重的速度多少合适？/ 51

第五章　高脂血症的中医治疗措施

1 古代中医如何解释血脂？/ 52

2 中医如何解释高脂血症的发生？/ 53

3 中医如何解释高脂血症的病因？/ 53

4 中医认为高脂血症与五脏有什么关系？/ 54

5 心与高脂血症有什么关系？/ 54

6 如何从心论治高脂血症？/ 55

7 肝与高脂血症有什么关系？/ 55

8 如何从肝论治高脂血症？/ 56

9 脾与高脂血症有什么关系？/ 57

10 如何从脾论治高脂血症？/ 57

11 肾与高脂血症有什么关系？/ 58

12 如何从肾论治高脂血症？/ 58

13 中医针对高脂血症有哪些治疗办法？/ 59

14 高脂血症患者应该如何进行生活调理？/ 59

15 高脂血症患者应该如何进行运动调理？/ 60

16 中医如何对高脂血症患者进行辨证论治？/ 62

17 对于高脂血症气滞血瘀证，中医如何辨证论治？/ 62

18 对于高脂血症痰浊中阻证，中医如何辨证论治？/ 62

19 对于高脂血症肝肾阴虚证，中医如何辨证论治？/ 63

20 对于高脂血症脾肾阳虚证，中医如何辨证论治？/ 63

21 高脂血症肝郁脾虚证，中医如何辨证论治？/ 63

22 常用的治疗高脂血症的中成药物有哪些？/ 64

23 针灸能够治疗高脂血症吗？/ 66

24 什么是体针刺穴法？/ 66

25 医生在进行体针刺穴之前，需要做哪些准备工作？/ 66

26 针灸医生如何安排患者摆好体位？/ 67

27 针灸医生为什么重视消毒？/ 67

28 针灸医生如何进行消毒？/ 67

29 针刺治疗是针灸医生将针具刺入穴位就行了吗？/ 68

30 对高脂血症患者进行针灸降脂治疗，常用的穴位
  有哪些？/ 68

31 耳豆压穴法治疗高脂血症应该如何操作？/ 71

32 灸法治疗高脂血症应该如何操作？/ 71

33 按摩治疗高脂血症应该如何操作？/ 71

第六章　高脂血症的西医治疗措施

1 西医对高脂血症的治疗原则是什么？/ 72

2 为什么有的高脂血症患者需要接受药物治疗？/ 73

3 治疗高脂血症的西药有几类？ / 74

4 什么是烟酸类降脂药？ / 74

5 烟酸类降脂药包括哪些药物？ / 75

6 什么是贝特类降脂药？ / 76

7 贝特类降脂药包括哪些药？ / 76

8 氯贝丁酯类降脂药包括哪些药？ / 77

9 什么是鱼油制剂？ / 77

10 什么是他汀类降脂药？ / 78

11 使用他汀类降脂药要注意什么？ / 78

12 他汀类降脂药包括哪些药？ / 79

13 什么是亚油酸？ / 80

14 什么是胆酸螯合剂？ / 80

15 什么是胆固醇吸收抑制剂？ / 81

16 临床医生如何挑选降脂药物？ / 81

17 哪些人不适合采用降脂治疗？ / 82

18 手术治疗对高脂血症患者有意义吗？ / 83

19 洗血脂治疗对高脂血症患者有意义吗？ / 83

20 基因治疗对高脂血症患者有意义吗？ / 83

第七章　高脂血症病友的抗病小札

1 小时候父母领着我上医院，如今我带着父母去医院
　做体检 / 86

2 夫妻共患难，齐心战病魔 / 88

3 "高脂爸爸"与"高脂妈妈"的烦恼 / 91

附　录　人体穴位图 …… 94

参考文献 …… 96

请为健康预留 15 分钟

区区 15 分钟的时间，可以做什么呢？

可以让忙碌于课堂的学生伸伸懒腰，起身到走廊里走两圈透透气，做个眼保健操来休息放松一下疲惫的双眼；可以让肩负着沉重工作任务的上班族活动活动僵硬的脖子，去办公室对面的开水间沏一杯清茶来放松一下紧绷的神经；可以让远行的游子打开 MP3，放几首曲调悠扬宛转的老歌来寄托一下淡淡的感伤。也可以让打开这本书的读者看完这段简短的小引，对自己的健康有进一步的认识，更清楚如何维护自己的身体健康。

所以，亲爱的读者，如果你有兴趣，有闲暇，在忙碌完其他必不可少的事情以后，不妨再为您的健康预留 15 分钟。

1 哪些人是高脂血症的高危人群？

当您第一次打开这本书的时候，想要知道的内容之一肯定就是自己是否是高脂血症的高危人群，是否容易患上高脂血症。那么，哪些人是高脂血症的高危人群呢？

第一，家族中有高脂血症患者的人。

第二，肥胖的人，尤其是腹型肥胖的人。

第三，中老年人群。

第四，年龄在 35 岁以上，且长期高脂高糖饮食者。

第五，绝经后妇女。

第六，长期吸烟、酗酒、不爱运动者。

第七，罹患高血压、冠心病、肝脏疾病、肾病综合征、肾功能衰竭、糖尿病、痛风、甲状腺功能低下、肿瘤等疾病的人群。

第八，情绪容易激动或者容易悲哀、长期精神紧张、生活无规律者。

第九，应用避孕药、类固醇等特殊药物的人群。

为何这些人群是高脂血症的高危人群？详细解答可参看本书第二章。

倘若读者在阅读以上内容后觉得自己属于高脂血症的高危人群，那么，建议您对自己的血脂状况重视起来，找时间到正规医院做个专业、全面的检查，从而有针对性地对自己的身体健康进行"调养维护"。

 如何判断是否已经患上了高脂血症？

一般而言，医生诊断一个人是否罹患高脂血症，除了要了解其是否属于高脂血症的高危人群以外，还要看这个人是否有高脂血症的症状、化验结果是否符合高脂血症的诊断标准，尤其是后者起决定性作用。

高脂血症有一个典型的表现就是黄色瘤。脂质在患者的真皮内沉积，导致患者皮肤上出现一种异常的局限性皮肤隆起，形状有圆形、椭圆形或者不规则形，其颜色一般是黄色、橘黄色或棕红色，质地一般比较柔软，手指触上去不会有疼痛感。但黄色瘤并不是高脂血症最常见的症状。高脂血症的常见症状有：经常出现头昏脑涨，肢体麻木，视力下降、看东西模糊不清，记忆力和反应力明显减退等。这些症状并不是很特殊，所以往往不能引起患者的重视，直到其化验结果出现异常。因此高脂血症又被人们称为"沉默的杀手"。

但是，并非没有症状就没有疾病，有的高脂血症患者可以长期没有明显的症状。有专家建议，年龄在 20 岁以上的人群应该至少每隔 5 年检查一次血脂状况，以便于及早发现高脂血症，及时进行诊断治疗。

化验结果是诊断高脂血症的金标准。因此，当读者想要明确自己是否已经患上高脂血症的时候，最应该做的就是去正规的医院抽血检查。

3　高脂血症是如何分类的？

医学界对高脂血症有多种分类方法，其中最简单明了的分类就是根据化验结果中总胆固醇（TC）、甘油三酯（TG）两项指标的状况，将高脂血症划分为高胆固醇血症、高甘油三酯血症、混合型高脂血症三种。

高胆固醇血症，即化验单中血清总胆固醇的化验值升高，超过了 5.72mmol/L；而甘油三酯的化验值是正常的，即甘油三酯化验值低于 1.70mmol/L。

高甘油三酯血症，即化验单中血清甘油三酯的化验值升高，超过了 1.70mmol/L；而总胆固醇的化验值是正常的，即总胆固醇化验值低于 5.72mmol/L。

混合型高脂血症，即化验单中血清总胆固醇和甘油三酯的化验值都是升高的，即总胆固醇化验值超过了 5.72mmol/L，同时甘油三酯化验值超过了 1.70mmol/L。

4　针对高脂血症，应该采取哪种治疗手段？

高脂血症的治疗手段不外乎去除诱因、饮食及运动治疗、中医治疗、西医治疗等。在刚刚被诊断为高脂血症时，医生一般首先建议患者少吃油腻食物，多吃清淡食物，同时增加运动，即所谓"管住嘴，迈开腿"。经过上述饮食运动治疗后，血脂仍不达标，就需要采取药物治疗了，包括中药、西药等。具体请进入本书正文，将一一为您解答。

 本书使用方法

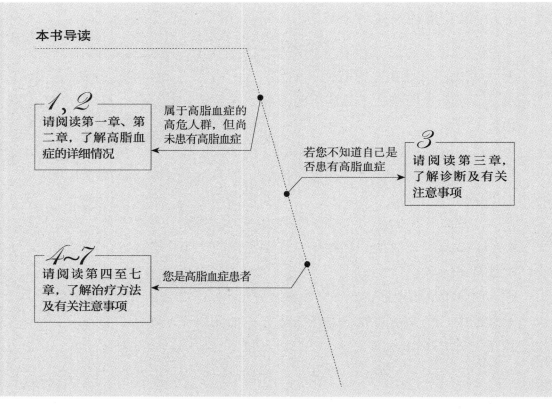

第一章

揭开高脂血症的神秘面纱

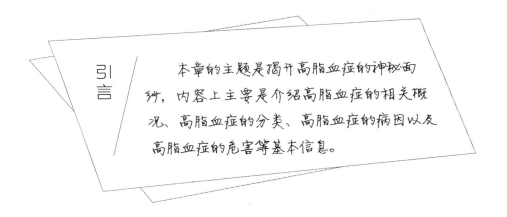

引言　　本章的主题是揭开高脂血症的神秘面纱，内容上主要是介绍高脂血症的相关概况、高脂血症的分类、高脂血症的病因以及高脂血症的危害等基本信息。

1　什么是血脂？

所谓血脂，顾名思义，就是血里所含的脂类，这些脂类又可以分为胆固醇、甘油三酯和其他脂类（图1-1）。而血脂与血中的载脂蛋白结合起

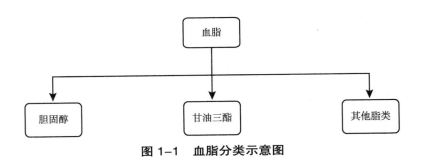

图 1-1　血脂分类示意图

来，就变成了脂蛋白，脂蛋白在血中参与各种新陈代谢。而脂蛋白又分为乳糜微粒、极低密度脂蛋白、低密度脂蛋白和高密度脂蛋白等（图1-2）。

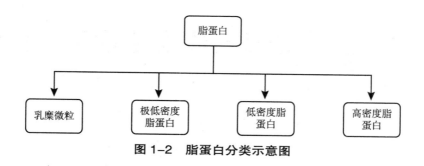

图1-2 脂蛋白分类示意图

　　脂类是构成人体内许多物质和组织的原材料，不可或缺；脂蛋白参与人体内的多种新陈代谢，可谓意义重大。而不同的脂类、不同的脂蛋白，又对人体产生不同的影响。打个通俗易懂的比方，人体的血液就像是川流不息的河水，而载脂蛋白就是河中的航船，各种各样的船通往不同的地方，胆固醇、甘油三酯等各种脂类则是不同的乘客，不同的乘客们搭乘着不同的航船，驶向不同的目的地。

 什么是总胆固醇？它对人体有哪些作用和影响？

　　所谓总胆固醇，指的是血液里所有胆固醇的总和。大部分的胆固醇来自人体自己的合成，肝脏是人体合成和贮存胆固醇的主要场所；小部分的胆固醇来自人体摄入的饮食，像众所周知的"吃蛋黄会增加胆固醇"。

　　胆固醇对人体发挥着非常大的作用。

　　胆固醇是构成细胞膜的重要成分。 人体由无数个细胞组成，每一个细胞外都有一层细胞膜，保护着细胞不受损害、细胞中的营养物质不轻易丢失。如果胆固醇过度缺乏，细胞膜就可能会变得脆弱，细胞中的营养物质就会丢失，细胞就会受到伤害甚至毁坏。

胆固醇是合成胆汁的原材料。肝脏用胆固醇等原材料合成胆汁，胆汁再参与人体的消化吸收。如果胆固醇过度缺乏，"巧妇难为无米之炊"，肝脏就无法再合成足够的胆汁，势必影响到人体对饮食中营养物质的充分吸收和利用。

胆固醇是合成维生素 D、性激素的重要原料。维生素 D 是形成骨质的重要原料之一；缺乏维生素 D，少年儿童易患佝偻病，成人易患软骨病。性激素是负责和维持人体第二性征发育和副生殖器官发育的重要激素，如雄激素、雌激素及孕激素等，与人体的成长发育、生育功能及各种行为密切相关。

还有研究发现，胆固醇在调节身体免疫功能、抗癌等方面具有重要作用。胆固醇过低的患者，得结肠癌的风险比胆固醇较高患者要高出两倍。所以，胆固醇对人体的作用是多种多样、不可或缺的。

胆固醇固然对人体有重要的好的作用，但凡事过犹不及。胆固醇偏高也会对人体造成不好的影响。胆固醇过高时，会加速心脑血管的粥样硬化，容易引发脑血管病和冠心病，还会促发骨质疏松症和牙周病等。

③ 什么是甘油三酯？它对人体有哪些作用和影响？

甘油三酯恰好与胆固醇倒了个个儿，就是甘油三酯大部分来源于人体摄入的饮食，小部分来自人体自身合成。人们常说"别吃肥肉太多了，血脂会高""别吃主食太多了，血脂会高"，原因就在于，吃太多肥甘厚味或主食，会升高体内的甘油三酯。人们常说的肥肉、肥油、皮下脂肪，其实就是由甘油三酯所蓄积而形成的组织。

由甘油三酯蓄积成的皮下脂肪，具有储存能量和保持体温的作用。有冬眠习性的温血动物，如野熊、野獾、山猫、浣熊、土拨鼠、松鼠等，都会在秋季时努力搜寻食物，吃得饱饱的，把自己养得肥肥胖胖、圆圆滚滚的，远远看去仿佛一个一个毛茸茸的大圆球，显得非常的憨厚可爱。其实动物这般做并不是为了特地向人类卖萌，而是为了储备大量的皮下脂肪，以供它们冬眠时的消耗和保温；等到冬眠结束，大量的皮下脂肪被消耗掉，这些动物就明显变"瘦"了。活跃在南极的企鹅、海豹等动物，其皮下脂肪也非常丰富，以确保在冰天雪地里的生存。人类也是如此，身体肥胖的人要比身体消瘦的人更耐寒，这要归功于皮下脂肪的保温作用。

但甘油三酯过高时，同样会对人体造成不好的影响。首先，过多的皮下脂肪会让人肥胖，让人体型臃肿、行动笨拙，影响身体健康。其次，甘油三酯过高会增加冠心病等心脑血管疾病的发生风险。非常高的甘油三酯还会诱发胰腺炎等急性疾病。

 什么是高密度脂蛋白？为什么又称为"好脂蛋白"？

顾名思义，高密度脂蛋白指的是脂蛋白中密度最高、颗粒最小者。它可以将血液里多余的胆固醇转移到肝脏进行分解，促进其排泄出体外，起到清洁血管、保持血管弹性和通畅的作用，从而降低动脉硬化和冠心病的发生风险。医学界将高密度脂蛋白称为"抗动脉硬化因子""冠心病保护因子"，还有人更通俗地将它称为"好脂蛋白"。

 什么是低密度脂蛋白？为什么又称为"坏脂蛋白"？

低密度脂蛋白指的是密度较低、颗粒较大的一种脂蛋白。低密度脂蛋白颗粒较大，无法像高密度脂蛋白那样穿透血管内膜，当它浓度过高时会沉积在血管壁上，刺激和损伤血管，从而引起动脉硬化和血管阻塞。低密度脂蛋白是动脉硬化和冠心病的危险因素，因此又通俗地将它称为"坏脂蛋白"。

但是需要注意的是，世间万事万物，大多都是过犹不及。低密度脂蛋白过高固然不好，但如果过低，就会影响脂类代谢，于健康有碍。

6 高脂血症有几种类型？

在小引中，我们已经介绍了高脂血症最便于理解的一种分类方法，即根据血清总胆固醇、甘油三酯的测定结果，将高脂血症分为高胆固醇血症、高甘油三酯血症、混合型高脂血症等（图1-3）。

此外，高脂血症还有一种比较常用的分类方法，即根据病因来将其分为原发性高脂血症和继发性高脂血症两大类。

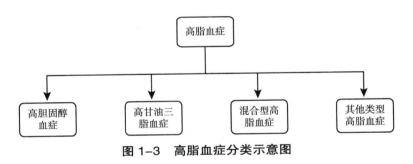

图1-3　高脂血症分类示意图

7 原发性高脂血症是怎么回事？

原发性高脂血症主要与先天遗传因素有关，是由于基因缺陷引起的，包括家族性高胆固醇血症、家族性高甘油三酯血症等。我国国内临床上常遇到的原发性高脂血症是家族性高胆固醇血症，这是一种常染色体显性遗传病，也就是说，只要父母中有一方是家族性高胆固醇血症患者，孩子也一定成为家族性高胆固醇血症患者。这种患者的血脂检验结果提示血浆胆固醇和甘油三酯检验值都升高，与正常人比较更容易发生心肌梗死、脑梗死等心脑血管疾病。与此同时，原发性高脂血症还与饮食因素密切相关，长期食用过量的高脂肪食品、高胆固醇食品、高蛋白质食品、高糖食品均可以导致肥胖和血脂升高。

8 继发性高脂血症有什么原因？

继发性高脂血症主要由于代谢紊乱性疾病引起，例如肥胖、高血压、肝肾疾病、胰腺疾病、糖尿病、甲状腺功能低下、肾上腺皮质功能亢进等；还有其他因素也可以引起继发性高脂血症，例如年龄、性别、使用避孕药、饮酒、吸烟、饮食、体力活动、精神状态等（图1-4）。

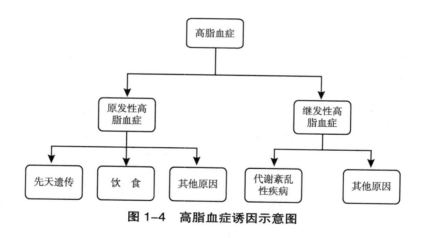

图1-4　高脂血症诱因示意图

9 高脂血症会对血管产生什么影响？

高脂血症对人体的最大危害就是会加速、加重患者全身的动脉粥样硬化。动脉就像河流一样，携带充足养分、氧气的血液在动脉中流动，输送到人体全身的组织、器官、系统，滋养和保证它们的正常工作。如果河道里的泥沙逐渐淤积，河道逐渐不通畅，水流就会受到影响；同理，如果出现动脉粥样硬化就无法保证该段血管供应的组织、器官、系统的正常工作。心脏的血管出现动脉粥样硬化，可以发展为冠心病甚至急性心肌梗死；大脑的血管出现动脉粥样硬化，可以发展为脑供血不足、腔隙性脑梗死甚至大面积脑梗死；肾脏的血管出现动脉粥样硬化，可以发展成为肾动脉狭窄甚至肾功能不全；腿部的血管出现动脉粥样硬化，可以发展为下肢动脉狭窄甚至下肢动脉堵塞；眼部的血管出现动脉粥样硬化，可以发展成为眼底动脉硬化甚至失明。对于家族性高脂血症患者，因为出现动脉粥样硬化而导致心肌梗死、脑梗死的速度是较快的；而对于一般人而言，这个速度可能不太快，但也因此会让人们掉以轻心，等到病情严重的时候才会予以重视。所以，高脂血症被人们称为"沉默的杀手"。

10 血脂过高还有什么害处？

高脂血症中的高甘油三酯血症可以诱发胰腺炎。当血中的甘油三酯检验值超过 11.3mmol/L 时；或者甘油三酯检验值虽未超过 11.3mmol/L，但患者的血清呈乳糜状时，容易引发患者的急性胰腺炎。原因可能在于，患者的血液呈高度黏稠状态，导致胰脏的血液循环不佳，甚至血管被凝聚的脂肪堵塞，使胰腺缺血缺氧，继而发生坏死，引起急性胰腺炎。

高脂血症还是促使脂肪肝、高血压、糖尿病发生的重要危险因素。所以，高脂血症应该引起人们的重视和防备。

11 高脂血症容易复发吗？

高脂血症患者非常关心的问题之一就是高脂血症是否会复发。有的高脂血症患者使用降脂药将血脂检验值降到正常范围后，就自行停用或减少降脂药，过了一段时间再检查，血脂又升高了。高脂血症是一个容易复发的疾病，因为经过治疗，化验单上显示的血脂正常是用药控制的情况下实现的；而人体内的胆固醇、甘油三酯还在不断地代谢生成，如果没有药物控制，又不注意饮食、运动调节的话，血脂就会再度升高，高脂血症就很有可能复发。

 高脂血症会遗传吗?

高脂血症的发病与遗传因素有一定的关系，关键在于患者高脂血症的类型。一般而言，如果一个人，其家族里有高脂血症患者，比如说，他／她的父母是高脂血症患者，那么在其体内就很可能隐藏有先天性的脂质和脂蛋白代谢缺陷，即先天性的遗传缺陷；当受到饮食因素或者后天环境因素的影响时，比较容易发生高脂血症。尤其是前文所说的家族性高胆固醇血症，只要父母当中有一方是家族性高胆固醇血症患者，孩子就一定会成为家族性高胆固醇血症患者。

因此，虽然不是所有高脂血症患者的孩子都百分之百会罹患高脂血症，但有高脂血症家族史的人都应该提高警惕性。

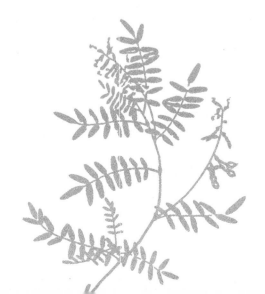

第二章

远离高脂血症的预防措施

引言　　本章的主题是远离高脂血症的日常措施，内容上主要是介绍高脂血症高危人群，如何通过建立适宜的饮食、运动、生活习惯等，合理有效地预防高脂血症的发生。

 高脂血症可以预防吗？

高脂血症有的可以预防，有的无法预防。

完全不能预防的高脂血症是家族遗传性的高脂血症。而非家族遗传性的高脂血症，可以通过健康的生活习惯来预防，或者尽量延缓其发生、减少其危害。因此，积极采取措施来预防高脂血症的发生具有重要意义。

如何有效预防高脂血症的发生？

高脂血症的发病与生活方式密切相关，人们可以通过改善生活方式来有效预防高脂血症的发生。规律作息，早睡早起，按时进餐，限制或戒除烟酒，适当运动，饮食清淡、营养均衡，调畅情志，豁达心胸，都可以帮助尚未罹患高脂血症的人群预防高脂血症。其中饮食与运动最为重要。

 哪些人属于高脂血症易感人群?

易感人群就是容易得某种疾病的一群人，他们往往具有共同点，高脂血症易感人群的共同点主要包括：

（1）家族中有高脂血症患者的人。

（2）肥胖的人，尤其是腹型肥胖的人。

（3）中老年人群。

（4）年龄在35岁以上，且长期高脂高糖饮食的人。

（5）绝经后妇女。

（6）长期吸烟、酗酒、不爱运动的人。

（7）患高血压、冠心病、肝脏疾病、肾病综合征、肾功能衰竭、糖尿病、痛风、甲状腺功能低下、肿瘤等疾病的人。

（8）情绪容易激动或悲观、长期精神紧张、生活无规律的人。

（9）应用避孕药、类固醇等特殊药物的人。

 为什么肥胖的人容易血脂高?

肥胖的人，尤其是腹型肥胖的人容易血脂高。腹型肥胖患者发生高脂血症的危险性是全身匀称型肥胖患者的2～3倍。腹型肥胖又名向心性肥胖、苹果形肥胖等，这类患者体形最粗的部位是在腹部，腰围往往大于臀围，形如苹果，故又被称为苹果形肥胖。这类人群不仅比体型匀称的人群更容易发生高脂血症，还更容易发生其他心脑血管疾病。

为什么中老年人容易血脂高？

民间俗语说"树老根多，人老病多"，一般而言，人体的各项机能在进入中老年之后会随着年龄的增长而逐渐走下坡路，包括血脂代谢。临床流行病学调查显示，高脂血症的发病率是随着年龄的增长而升高的，因此中老年人群是高脂血症的易感人群。老年人容易血脂高的真正原因不甚清楚，可能与各方面的机能代谢紊乱或某些代谢功能下降有关。

 为什么绝经后妇女容易血脂高？

女性在绝经前患心血管疾病的危险性低于男性，研究发现，这种保护机制主要是靠血脂来进行的。女性的"好胆固醇"往往比男性高，而"好胆固醇"高是依靠女性特有的激素——雌激素来实现的，雌激素有降低低密度脂蛋白–胆固醇、保护心脏和血管的功能。绝经后妇女雌激素水平下降，血脂代谢就容易发生紊乱，致使绝经后妇女高脂血症、冠心病的发病率较绝经前妇女明显增高。

 为什么长期吸烟、酗酒、不爱运动的人容易血脂高？

吸烟、酗酒这些不健康的生活方式对高脂血症等慢性疾病有一定的促进作用。运动可以降低低密度脂蛋白含量。研究表明，脑力劳动人群的血脂含量要高于体力劳动人群，原因可能与脑力劳动者运动少有关。目前的调查明确提示，运动是升高"好胆固醇"，降低"坏胆固醇"的有效方法之一。

8 为什么情绪变化容易血脂高？

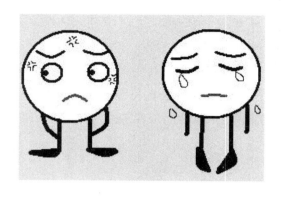

有研究显示激动、悲观、吵架、精神紧张会促使血脂升高；长期睡眠质量差、饮食作息无规律也会升高血脂。有文献报道，情绪紧张、争吵、激动、悲伤都会增加儿茶酚胺的分泌，使游离脂肪酸增多，促使血清胆固醇、甘油三酯水平升高。抑郁会使高密度脂蛋白－胆固醇降低。因此，情绪容易激动或悲观、长期精神紧张、生活无规律者是高脂血症的高发人群。

9 什么药物可以升高血脂？

引起高血脂不可忽视的一类原因是药物，因为治疗疾病或某些特殊目的，有的人需服用一些药物，而它们恰可以升高血脂，如为避孕，女性服用口服避孕药，避孕药可以升高胆固醇和甘油三酯。其他可以升高血脂的药物包括：类固醇如强的松、甲基强的松龙、促肾上腺皮质激素、肾上腺素等。所以使用这类药物的人群也是高脂血症的高危人群。

10 高血压与高脂血症有什么关系？

很多高脂血症患者合并有高血压，同样，很多高血压患者也合并有高脂血症，二者密切相关，像一对双胞胎。但具体是高血压引起高脂血症，还是高脂血症引起高血压，目前医学界还未研究清楚。无论如何，高脂血症患者应注意自己的血压状况，高血压患者应注意自己的血脂状况。

冠心病与高脂血症有什么关系？

当前的许多调查研究证明，高脂血症能够引起冠心病，其中血清总胆固醇水平和冠心病关系还很密切。胆固醇检验值在 5.2 ～ 5.7mmol/L 时，人群冠心病的发病率相对稳定；但当胆固醇值超过这一水平以后，发生冠心病的危险性就会随着胆固醇浓度的升高而提升。因此，胆固醇检验值超过 5.7mmol/L 的人特别需要警惕冠心病的发生。

 肝脏疾病与高脂血症有什么关系？

肝脏是人体合成、代谢脂肪的主要场所，肝脏发生疾病，常常会影响到人体的脂肪代谢。例如慢性肝炎、肝硬化可以引起血脂降低，脂肪肝患者血脂常升高，砷中毒引起的肝炎血脂也常升高。因此，有肝脏疾病的患者应该注意自己的血脂状况。

 肾脏疾病与高脂血症有什么关系？

肾病综合征主要表现是尿中泡沫增多、水肿等，检查有蛋白尿和血脂中的胆固醇明显升高。这是由于患者体内的脂蛋白代谢常常发生紊乱，因此肾病综合征患者容易发生高脂血症，一般是高胆固醇血症。肾功能衰竭患者一般发生高甘油三酯血症。

糖尿病与高脂血症有什么关系？

大部分的糖尿病患者都合并有高脂血症，原因可能与糖尿病患者胰岛素缺乏有关系。胰岛素不仅可以降低血糖，还能够影响脂肪代谢。因此，成年糖尿病患者应该注意自己的血脂状况，儿童糖尿病患者至少也应该每 2 年检查 1 次血脂。

痛风与高脂血症有什么关系？

痛风的本质是高尿酸血症，是由于嘌呤代谢紊乱和尿酸代谢障碍所导致。高嘌呤饮食是众所周知的诱发因素。根据报道，痛风患者中大约有一半以上患有高脂血症。痛风是一种与饮食习惯关系密切的代谢性疾病，高脂血症也是如此，不少含嘌呤高的食物含有较高的脂类，喜食高嘌呤食物往往也会同时摄入大量的脂类，所以痛风患者常常有可能合并有高脂血症。

16 甲状腺功能减低与高脂血症有什么关系？

甲状腺功能减低俗称甲减，患者多见颜面苍白，面部浮肿，目光呆滞，眼睑松肿，表情淡漠，少言寡语，不孕不育，月经失调，水肿等，是因为甲状腺激素的合成分泌缺乏或作用不足，或甲状腺激素生理效应不好、生物效应不足所引起的临床综合征。研究证明，甲状腺激素可以调节脂肪代谢，降低甘油三酯及胆固醇水平，在甲状腺功能减低时，甘油三酯与胆固醇代谢异常，引起高脂血症。

17 如何对高脂血症易感人群进行食疗？

俗话说得好，"病从口入"，管理好自己的饮食，就能够避免或减轻一些与饮食有关的疾病。饮食因素是高脂血症发生和发展的一个重要环节，那么，高脂血症易感人群应如何进行食疗呢？

第一，要适当限制甘油三酯的摄入。前文中说了，人体内甘油三酯的主要来源是饮食。动物性脂肪如动物油、肥肉、黄油等富含甘油三酯，高脂血症易感人群要限制这类食物的摄入。

第二，要适当限制胆固醇的摄入。大部分的胆固醇来自人体的合成，小部分的胆固醇来自人体摄入的饮食。蛋黄、动物内脏等富含胆固醇，高脂血症易感人群需要限制这类食物的摄入。

第三，不要摄入太多的糖和甜食。糖和甜食可以让人发胖，增加罹患高脂血症的风险。

第四，不要摄入太多的盐和酒。食物中盐分太多容易诱发高血压，而高血压患者常常合并有高脂血症，所以高脂血症易感人群不要长期、大量吃太咸的食物。酒精可以促进甘油三酯的合成，所以高脂血症易感人群也不宜喝酒。

第五，烹饪方式尽量少用炒、煎、炸、烧烤，因为炒、煎、炸、烧烤等烹饪方式耗油耗盐较多，不适合于高脂血症易感人群。

最后，高脂血症易感人群应多摄入富含维生素、粗纤维的食物。新鲜蔬菜水果富含维生素、粗纤维，有利于身体健康。如果是合并有糖尿病的高脂血症易感人群，含糖量高的水果也需要适当限制，但仍需要多吃新鲜蔬菜，如白菜、黄瓜等。

18 哪些烹饪方法适合高脂血症易感人群？

前文中说过，炒、煎、炸、烧烤等烹饪方法做出来的菜肴耗油耗盐太多，不适合于高脂血症易感人群。那么，哪些烹饪方法适合高脂血症易感人群呢？

煮：中国人最常用的烹饪方法之一，将处理好的食材放入足量的汤汁或清水中，加热煮熟后即可出锅食用。这一种烹饪方法适用于质地较软、体积不大的食材，所制菜肴口味较为清淡鲜美。

蒸：中国菜常见的烹饪方法，把经过调味后的食材放入器皿中，再置入蒸笼，利用蒸汽为传热的介质加热，使其成熟，即可出锅食用。这一种烹饪方法可以保留食材的香味和形状，所制菜肴口味鲜嫩，外形美观。

炖：中国菜常见的烹饪方法，把处理好的食材和调味品放入足量的汤汁中，先以大火煮沸，再转为中小火，长时间烧煮，令其熟透后可出锅食用。这一种烹饪方法适用于质地较硬的食材，所制菜肴香鲜酥软，口味浓郁醇厚。

凉拌：把熟食食材或新鲜蔬果切片切块，加入调味品搅拌均匀即可食用。这一种做法适用于西红柿、黄瓜、生菜、萝卜、紫包菜等可以生吃的食材；也可以用于需要焯一下的蔬菜，例如西兰花、菜花、菠菜、大头菜、莴苣、荸荠、莲藕等；此外一些不宜生吃的蔬菜，如四季豆、扁豆、茄子、丝瓜等，必须彻底煮熟后才能够凉拌。

与炒、煎、炸、烧烤等烹饪方法相比，使用蒸、煮、炖、凉拌等烹饪方式做出来的菜肴相对清淡一些，适合于高脂血症易感人群。

 高脂血症易感人群应选择何种运动？

运动有利于改善肌肉骨骼的生长发育，有利于呼吸系统、循环系统、神经系统、消化系统生理功能的正常发挥运行，提高身体素质和抵抗疾病的能力，促进身体各项活动的敏捷和协调；而且运动还可以释放压力、调畅情绪，增加积极性和注意力、集中力、爆发力。因此常言说"流水不腐，户枢不蠹""生命在于运动""运动保证健康""运动是身体最好的润滑剂"。

而对于高脂血症易感人群来说，运动除了具有强壮身体、调畅心情、延年益寿的功效以外，还是一种很好地预防高脂血症的方法。因为运动可以减轻体重、增强体质，改善心肺功能，促进血液循环和全身的新陈代谢，对血压、血脂、血糖控制大有裨益，改善生活质量。高脂血症易感人群在身体条件许可的情况下，应该适当运动。

高脂血症易感人群最好选择有氧运动，例如慢跑、快走、打太极拳、打乒乓球、打羽毛球、游泳等。这类在氧气充分供应的情况下进行的体育锻炼，可以持续时间较长（不短于15分钟），有效消耗身体的脂肪、锻炼心肺和肌肉的功能。而举重、百米赛跑等负荷强度高的无氧运动，锻炼的只是一些特定的肌肉，会让运动者有较为强烈的肌肉酸痛等不适，不利于体力恢复和长期坚持。所以相对而言，还是有氧运动更加适合高脂血症易感人群。

运动量太少，徒劳无功；运动量太大，疲惫不堪。那么，多大的运动量合适呢？运动以后身上微微出汗，稍微觉得乏力，但休息后乏力可以消失，心情轻松愉快，第二天觉得精力充沛，并无疲劳的感觉——这样的运动量是合适的。而且运动频率应该以每周锻炼3～4次为最佳，倘若两次运动间歇超过了3～4天，则运动效果将会减弱。所以，高脂血症易感人群进行运动，应该尽量做到坚持不懈、持之以恒，才会取得效果。

 高脂血症易感人群还应注意哪些事项？

随着社会经济的发展、生活方式的调整、膳食结构的改变，我国高脂血症发病率逐年升高。有报道称，我国目前罹患高脂血症的患者大约有9000万之众；成年人群中有10%～20%患有高脂血症，即使在儿童中，也有将近10%的儿童血脂水平升高。这样的现象在城市、经济发达地区尤甚。这些惊心动魄的庞大数据，呼吁着全社会以及每一个人提高对高脂血症的重视和警惕。对于任何一种疾病，尤其是高脂血症这样的慢性疾病，预防工作意义重大。

高脂血症易感人群除了饮食、运动调整，改善生活方式和心态情绪之外，还要注意检查自己的身体情况，尤其是血脂状况，以便于及早发现疾病的征兆，及早进行干预治疗。

　　高脂血症易感人群还应注意了解高脂血症的相关知识，而且是正规的、科学的知识信息，而不是盲目听从或采纳一些道听途说的、不正规不科学的医疗建议。不妨多翻阅一些正规的报纸、杂志、书刊上介绍高脂血症的文章，参加医院或社区组织的高脂血症相关的健康宣传讲座和义诊活动，向医学专业人士咨询高脂血症的相关问题，与其他高脂血症患者或家属进行交流沟通，从多方面获得比较正规、科学的高脂血症的信息，从而帮助自己更好地预防和避免高脂血症的发生。

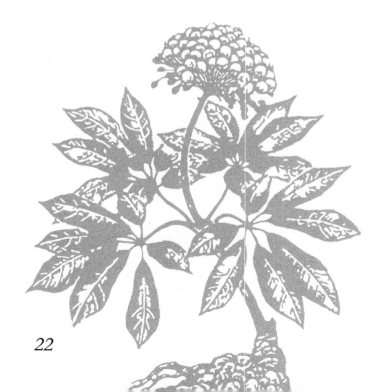

第三章

高脂血症患者就诊前的
必备功课

引言 本章的主题是防治高脂血症的必备功课，内容上主要是解析高脂血症患者常见的临床治疗中的认知误区和治疗问题。

1 去医院就诊之前，是否需要进行准备？

未病先防范，已病早治疗。对于大多数没有接受过医学专业教育的人群而言，当发现或者怀疑自己患了某种疾病，不能单单靠查查书籍、网络或者看电视听广播来了解相关信息，这是远远不够的。正确的做法是到正规的医院去就医，寻求医学专业人员的帮助和指导。

在去医院就诊之前，应先要做一些心理和物质上的准备，比如，带什么资料或物品，是否需要空腹，上午去还是下午去。在本节稍后将针对这些疑问，一一为您进行解析。

去医院就诊前应该具体做什么准备？

大家都知道，在去医院就诊前应该先查明去医院的路线，如何搭乘公共交通工具或者如何自驾车或走路前往。但可能不是所有人都知道，在去医院之前，还需要对自己的病情进行评估。如果认为自己病情较轻、身体状况尚可、行动也比较方便的话，可以考虑自己一人前往；如果认为病情较重、身体状况较差、行动不太方便，可以考虑找家属或朋友陪同，一道前往医院。

由于在医院就医时有可能要接受体格检查和一些辅助检查，建议大家穿戴的衣裳、鞋子最好是容易穿脱的，上衣袖子较宽松以方便挽起来量血压、抽血。如果是上午去就医且估计要进行抽血检查或者消化系统X线、B超检查的话，最好是空腹前往，检查之前不吃早餐不饮水。如果是糖尿病患者或低血糖患者，可以随身携带一点零食，以备发生低血糖时食用。

此外，如果平时规律服用一些口服药（尤其是西药），例如治疗高血压的降压药、治疗心绞痛的硝酸甘油片等，方便的话也不妨一并带上，以备医生询问平时常用药或者病情加重时使用。

一般来说，到医院去看病都是先去门诊，如果门诊医生认为需要进行住院治疗，而自己或家属也同意接受住院治疗的话，再住院治疗。

去门诊看病需要带上哪些东西？

首先，如果是第一次看病，肯定需要带上比较详尽的病情资料。比如，在其他医院做过的各项检查报告，门诊病历本，曾经住院的诊断书等。如果是长期看病，那么至少要带上门诊病历本。

其次，就医卡或就医证也是必带的。许多医院都有自己的就医卡或就医证，去看病挂号之前一定要带上。如果是第一次去某家医院看病，需先去门诊服务台办一个卡或证，看病之后收好就医卡或就医证，以备下次就医时使用。

第三，采取医保刷卡实时结算的城市，持有医保卡的人去医院看病需要带上医保卡，否则无法走医保途径报销。

最后，去医院看病还需要准备一些现金或带上银行卡以支付医疗费用。

 如果要去住院，需要带上哪些东西？

首先，病情资料、就医卡或就医证、医保卡、钱，这些是必需的。

其次，应该携带身份证。

第三，需要携带住院证或者住院通知书。住院证或者住院通知书由该医院的门诊医生开出，必须带上住院证才能够在医院的住院处办理相应的住院手续。

第四，可以携带一些日常用品，如卫生纸、洗漱用具、拖鞋、需要更换的衣服等。如果觉得携带不太方便，也可以到医院旁边的超市、商场去购买一些即可。

 做血脂检查前应如何准备？

前文说过，诊断高脂血症，必须要有正规医院的检验结果。

由于临时的暴饮暴食或者节食都可能影响血脂的检验结果，导致医生对检验结果的判断出现误差，因此在条件允许的情况下，患者在去医院抽血检查之前，最好能够先维持原来的饮食方案不变至少2周。在抽血的前一天夜间10点开始禁饮食，次日空腹抽取静脉血，抽血时间最好在上午9～10点。而且抽血时最好没有发生月经期、饮酒、创伤、急性感染、发热、心肌梗死等状况，因为这些情况可能会影响到血脂的浓度。当然在条件不具备的时候，该抽血检验还是得抽血检验。

 如何读懂血脂化验单？

一般来说，最基本、最简单的血脂化验单至少包括四项内容：TC、TG、HDL-C、LDL-C。这是一般医院的化验室都能够检验出来的项目，那么，它们分别代表什么意思呢？

TC，即总胆固醇，指的是血中所有胆固醇的含量。

TG，即甘油三酯，指的是血中所有甘油三酯的含量。

HDL-C，即高密度脂蛋白胆固醇，指的是血中所有高密度脂蛋白胆固醇的含量。

LDL-C，即低密度脂蛋白胆固醇，指的是血中所有低密度脂蛋白胆固醇的含量。

 血脂化验单除以上四项，还有什么？

在更齐全的血脂化验单上，还可以看到 ApoA1、ApoB、Lp（a）这几项内容。它们又分别代表什么意思呢？

Apo 指的是载脂蛋白。所谓 ApoA1，翻译成中文就是载脂蛋白 A1，指的是血中所有载脂蛋白 A1 的含量，它可以反映血液中高密度脂蛋白的数量。ApoA1 越低，发生冠心病的风险越高。

所谓 ApoB，翻译成中文就是载脂蛋白 B，指的是血中所有载脂蛋白 B 的含量，它可以反映血液中低密度脂蛋白的数量。ApoB 越高，发生冠心病的风险越高。

所谓 Lp（a），翻译成中文是脂蛋白小 a，指的是血中所有脂蛋白小 a 的含量。现有研究显示，Lp（a）越高，发生冠心病的风险越高。

血脂化验单各项指标的正常值是多少？

以下是血脂化验单各项指标的正常值：

总胆固醇（TC）：3.36 ～ 5.18mmol/L。

甘油三酯（TG）：男性0.45 ～ 1.81mmol/L，女性0.23 ～ 1.22mmol/L。

高密度脂蛋白胆固醇（HDL-C）：0.9 ～ 2.19mmol/L。

低密度脂蛋白胆固醇（LDL-C）：<3.12mmol/L。

载脂蛋白A1（ApoA1）：男性0.96 ～ 1.76g/L，女性1.03 ～ 2.03g/L。

载脂蛋白B（ApoB）：男性0.43 ～ 1.28g/L，女性0.42 ～ 1.12g/L。

因为各个医疗单位使用检验仪器、检验方法存在必然的差异，所以不同医疗单位的各项指标正常值可能不完全一致。通常化验单上都会标注有这些指标的正常参考范围，读者可将化验结果与化验单上的正常参考范围自行做比较。

一般成年人空腹抽血的化验结果提示，血清中总胆固醇（TC）化验值超过5.72mmol/L，甘油三酯（TG）化验值超过1.70mmol/L，就可以诊断此人是高脂血症患者。而检验结果总胆固醇在5.2 ～ 5.7mmol/L范围内，就不能说血脂正常了，而是边缘性血脂升高。

 血脂是越低越好吗？

有关人体健康，在医学上，很多问题都不能走极端。就拿血脂来说吧，太高了固然不好，会诱发心脑血管疾病、胰腺炎等诸多疾病；血脂太低了也会有害无益。前文中说过，胆固醇是构成细胞膜的重要成分，是合成胆汁的原材料，是合成维生素D、性激素的重要原料，而且在调节身体免疫功能、抗癌等方面具有重要作用。由甘油三酯蓄积成的皮下脂肪，可以储存能量和保持体温。因此，胆固醇和甘油三酯都是人体必不可少的营养物质，太少的话会影响到人体的健康。血脂不一定越低越好，需要根据患者自身情况来判断。

 其他检查有什么意义？

人们到医院就医，医生不一定只让就诊者检验血脂值，可能还会根据就诊者的自身情况选择其他的辅助检查，以便更加全面地了解就诊者的病情，更好地指导治疗。在下文里，本书将针对一些常用的辅助检查进行简要的讲解。

 血、尿常规有什么意义？

血、尿常规检查基本上是每个住院患者都要做的，有时候对门诊患者做这些常规检查，也有一定的意义。

血常规检查：血常规检查主要了解血细胞的分类计数，如红细胞、白细胞、血小板等。通过检查血常规可以发现血液系统的异常，比如说是否有感染，是否有白血病，是否有贫血等。

尿常规检查：尿常规检查检测尿液里的红细胞、白细胞等计数，有无尿蛋白、尿糖、细菌等。一般来说单纯的高脂血症并不会影响尿液的检验结果。但如果患者合并有高血压病、肾病、糖尿病等情况时，尿常规检查就会出现异常结果，提醒医生尽快采取治疗措施。

 血生化检查有什么意义？

常见的血生化检查一般包括肝肾功能检查、血糖检查、电解质检查、同型半胱氨酸检查等。

肝肾功能检查：肝肾功能检查可以了解患者有没有肝肾功能异常。脂肪肝、慢性肾衰竭等肝肾疾病会影响肝肾功能；而人体摄入的各种药物都需要经过肝肾的代谢，高脂血症患者服用的一些降脂药也可能影响肝功能，所以对于高脂血症患者、高脂血症易感人群而言，肝肾功能检查也是重要的。

血糖检查：空腹及餐后的血糖检测可以帮助发现患者有没有糖尿病，了解患者的血糖控制情况，糖耐量试验可以确诊糖尿病。不少糖尿病患者合并有高脂血症，不少高脂血症患者也合并有糖尿病，所以检测血糖对高脂血症患者是有意义的。

电解质检查：电解质检测的是血里的钠、氯、钾等离子的浓度，这些离子必须在人体中维持一个合适的范围，不能太高或者太低，浓度太高或者太低都无益于健康。比如说平时吃的食物含盐量较高，检查血电解质发现其血清中钠离子的浓度很高，这是高血压的危险因素，提示应该适当减少盐的摄入。有的人急性胃肠炎出现上吐下泻，造成血液中钠离子、氯离子、钾离子浓度太低，也对身体不利，需要适当补充。

同型半胱氨酸检查：已经有研究发现，血液中高浓度的同型半胱氨酸与许多脑血管病变密切相关。高脂血症容易促使各种心脑血管病的发生，所以，有发生心脑血管疾病危险的高脂血症患者可以检查一下同型半胱氨酸。

13 心电图检查有什么意义？

心电图是一种对被检查者没有任何损伤的检查方法，医生通过心电描记器记录心脏兴奋的发生、传播及恢复过程的电位变化的曲线图，即心电图。心电图检查也是住院患者，尤其是中年以后的患者常规检查的项目之一，可以检查患者是否出现心律失常、心肌缺血、心肌梗死等疾病。高脂血症患者是心血管疾病的易发人群，有必要检查心电图，但心电图并不能完全了解心脏的情况，不能完全取代心脏彩色超声检查。

心脏彩色超声检查有什么意义？

心脏彩色超声检查是一种安全无创的检查方法，可以观察到心脏局部和整体的运动情况，测定心脏功能，还可以观察到心脏以及大血管在形态结构上是否有异常的改变，从而诊断先天性心脏病、心力衰竭等心脏疾病。但对于一些心律失常的诊断，心脏彩色超声检查不如心电图准确直观，所以二者彼此都不能取代对方的位置。

 腹部 B 超检查有什么意义？

腹部 B 超检查是一种无创伤的检查方式，医生通常采用 B 超探头探测患者腹部的脏器，如肝、胆、胰、脾、肾等。这一检查可安全无创、方便地了解被检者腹部实质脏器的情况。高脂血症患者可能会并发脂肪肝、胰腺炎等，所以腹部 B 超检查对于高脂血症患者是有一定意义的。

 血管彩色多普勒超声检查有什么意义？

血管彩色多普勒超声检查，是由医生采用彩色多普勒超声诊断仪的探头探测患者血管、血流状况的检查。它可以了解被检查者的血管是否有畸形、硬化、斑块和狭窄，并了解血管腔的狭窄程度。高脂血症可以诱发血管粥样硬化和狭窄甚至闭塞，如颈部血管硬化、双下肢血管硬化等，所以高脂血症患者做血管彩色多普勒超声检查，有助于下一步的治疗。

 发现患有高脂血症后，应该采取哪些治疗方法？

当发现患有高脂血症以后，应该从调整饮食、适当运动等改善生活方式这一角度着手，但如果血脂高仅仅依靠饮食运动调节不下来的话，还需要求助于正规医院，使用恰当的中医或西医治疗方法来控制血脂。

18 高脂血症是否需要住院治疗？

普通、单纯的高脂血症，在患者身体状况较好的时候，可以门诊治疗。如果高脂血症合并其他严重的并发症，患者严重不适的时候，就需要及时住院治疗了。例如，高甘油三酯血症引起的急性胰腺炎，患者腹部疼痛难忍，脸色苍白，恶心呕吐，不能进食；高脂血症合并恶性高血压，头晕、头痛、恶心呕吐，血压约 220/60mmHg；高脂血症合并心肌梗死，胸闷、胸痛，心慌气短，直冒冷汗；高脂血症合并下肢血管狭窄闭塞，腿部疼痛、肿胀、皮肤变色，等等。总而言之，当出现严重不适的时候，不能硬扛着，而要及时去医院门诊或急诊寻求医生的帮助，门诊或急诊医生会根据病情，提出是否需要住院的建议，从而帮助患者获得进一步的治疗。

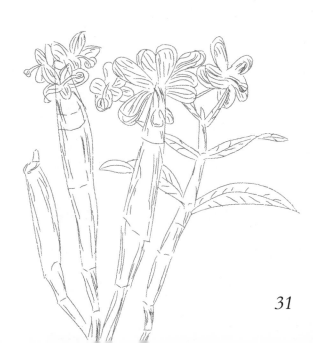

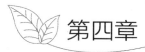

第四章

高脂血症的饮食运动治疗措施

引言　　本章的主题是高脂血症的饮食运动治疗措施，内容上主要是介绍高脂血症的饮食治疗、运动治疗等基本信息。

1　高脂血症是"富贵病"吗？还有哪些疾病是"富贵病"？

随着我国经济的飞速发展，现代化与城市化进程的不断进展，人民物质生活水平的提高和饮食习惯、膳食结构、生活方式与生活节奏的改变，高脂血症、糖尿病、高血压等"富贵病"的发病率节节攀升。"富贵病"的发生和加重与生活方式、饮食结构等因素关系较大，因此，调整生活方式、进行饮食治疗和运动治疗，对于"富贵病"的预防和治疗都有较大的帮助。无论是"富贵病"的高发人群还是"富贵病"的患者，都应该重视自己在饮食、运动方面存在的问题。

2　饮食治疗对高脂血症患者有意义吗？

分析高脂血症患者的病因，少数人完全是因为遗传因素或其他因素，大多数患者的高脂血症则是由于饮食因素所致。前文中已经提到，无论是甘油三酯还是胆固醇都有两个来源，一个是从外界吃进来的，一个是人体自己产生的。

人们常吃的食物，有很多都能够转化为血脂，脂肪可以转化成血脂，如富含胆固醇的鸡蛋黄、动物内脏可以增加人体血中胆固醇浓度；淀粉可以转化成血脂，如过多的米饭、馒头、面条可以在人体内转化成脂肪；蛋白质可以转化成血脂，如摄入太多的脱脂奶制品也一样可以增加血脂浓度。与此同时，人体的肝脏等器官会自行合成胆固醇，无论从外界摄入而产生的血脂是多是少，自身合成一直都存在。

因此，当一个人平时不怎么吃肉吃糖，血脂还是偏高时，首先需要考虑到的是，是否主食吃得太多，若是，就需要靠控制饮食来减少血脂生成；如果主食吃的也不太多，则有可能是人体内自身的脂肪生成代谢产生的血脂比较多所致。所以，不吃不一定没有高脂血症，但少吃会减少高脂血症的程度，饮食治疗是治疗高脂血症的重要手段。

3 高脂血症患者的饮食治疗包括哪些内容？

高脂血症患者的饮食治疗内容可以归纳为"五个减少，一个足够，一个增加"。"五个减少"，即减少脂肪摄入、减少胆固醇摄入、减少碳水化合物摄入、减少钠盐的摄入、减少烟酒的摄入；"一个足够"，就是摄入足够的蛋白质；"一个增加"，即增加维生素和纤维素的摄入。下文中我们将对这些内容进行详细解说。

4 高脂血症患者为什么要减少脂肪摄入？

减少脂肪摄入是高脂血症饮食治疗的基础。猪油、肥猪肉、肥羊肉、肥牛肉、肥鸡、肥鸭、肥鹅、动物内脏、动物脑子、贝类或软体类动物及黄油、奶油等食物中富含动物性脂肪。动物性脂肪中含有较多的饱和脂肪酸，长期摄入会导致血中甘油三酯浓度升高，血液黏稠度增加，血液凝固加速，增加血栓形成的风险；大量的饱和脂肪酸还会促进人体对胆固醇的吸收和生成，从而导致血中胆固醇浓度升高；血液中过多的饱和脂肪酸会促使脂肪沉积在血管壁上，加速血管硬化和血管狭窄。因此，对于高脂血症患者，首先需要减少高脂肪食物的摄入。此外，烹饪方式也适宜用蒸、煮、炖、凉拌等耗油少的烹饪方式，尽量少用炒、煎、炸、烧烤等耗油耗盐太多的烹饪方法，每日烹饪用油量10 ~ 15毫升即可，不宜过多。

高脂血症患者如何减少胆固醇的摄入？

减少胆固醇的摄入是必要的降脂手段。每日膳食中胆固醇不宜超过300毫克，动物内脏、蛋黄、蟹黄、蚌、田螺、鱼子、鲍鱼、墨鱼、鱿鱼等食物的胆固醇含量较高，应适当减少这些食物的摄入。常见的富含胆固醇的食物详见表4-1。

而植物性食物基本上都是低胆固醇食物。鲜牛奶、酸奶等动物性食物所含的胆固醇也较低，可以适当摄入。

表 4-1　常见富含胆固醇食物列表

每 100 克食品所含胆固醇量（mg）	食　　物
≥ 1500	鸡蛋黄、鸭蛋黄、猪脑
≥ 600	咸鸭蛋、松花蛋
≥ 500	鸡蛋、鹌鹑蛋
≥ 400	猪肝、鸡肝、蟹黄、虾皮
≥ 300	猪肾、干贝
≥ 200	河虾、河蟹、墨鱼、鱿鱼、鲍鱼、黄油、蝎子
≥ 100	肥猪肉、肥牛肉、肥羊肉、牛油、猪肚、火腿、鸡肉、鲫鱼、黄鳝、田螺、甲鱼、海虾、海蟹、鲜贝、奶油

 6 高脂血症患者为什么要减少碳水化合物的摄入？

　　碳水化合物也是高脂血症患者需要节制和减少摄入的食物。糖、甜食以及细粮中丰富的碳水化合物摄入过多时，在人体中经消化吸收及一系列复杂的化学反应后转变成甘油三酯。即使一个人很少吃荤腥食物，但经常食用大量的甜食或面食，一样也可以发生高脂血症。所以，高脂血症患者每餐吃个七八分饱即可，切忌暴饮暴食，少吃甜食，少吃糖，主食尽量以粗粮为主，例如小米、燕麦、玉米等，面粉等细粮要节制一下。

7 高脂血症患者为什么要减少钠盐的摄入？

　　高脂血症患者经常并发高血压，摄入过多的钠盐会诱发和加重高血压，因此需要控制钠盐的摄入。食盐，是人们烹饪时最常用的调味品，也是人类赖以生存的最重要的物质之一。食盐中的最主要成分是氯化钠。钠离子在人体中参与多项新陈代谢，具有非常重要的生理功能。如果人体的钠太低，就会软弱无力、恶心呕吐、昏昏欲睡，甚至昏迷、丧失性命；但人体摄入的钠太多，就容易出现高血压。

一般来说，一个人每天食盐的摄入量应该控制在 6 克以下，如果是高血压或者肾病患者，每天的食盐摄入量应该不超过 3 克。

如何判断食盐的克数呢？这里教给读者一个非常简单的判定办法——1 个啤酒瓶盖盛的食盐约 4 克重，普通的高脂血症患者每天摄入的食盐不应该超过 1 个半啤酒瓶盖盛的食盐；如果高脂血症患者还合并有肾炎、肾功能不全之类的肾病，或者还并发有高血压，那么他每天摄入的食盐量不应该超过 3/4 个啤酒瓶盖盛的食盐。还要注意烹饪用的多种调味料中均含食盐，应计算总的盐摄入量。

高脂血症患者为什么要戒烟？

对于高脂血症患者来说，应减少吸烟，甚至戒烟。

烟盒上都有"吸烟有害健康"标识，但并不是所有的人都知道吸烟的害处具体是什么。香烟燃烧时会产生许多对人体有害的物质，如尼古丁、一氧化碳、氰化物、重金属、烯烃类等。这些有害物质刺激吸烟者（包括主动吸烟者和被动吸烟者）的呼吸道、神经系统，降低红细胞运氧的能力，还有加速组织癌变的作用。因此，吸烟会致癌，会影响性功能和生育能力，会诱发和加重呼吸系统疾病和心脑血管疾病等多种疾病。尤其是尼古丁和一氧化碳，会加速动脉粥样硬化的发生和发展。因此高脂血症患者应该减少吸烟（包括二手烟），最好是彻底戒烟，无论是患者自己主动吸烟还是吸二手烟都是不好的。

9 高脂血症患者为什么要减少酒的摄入？

对于高脂血症患者来说，饮酒也是需要减少的。

喝酒是中国传统饭桌礼仪和餐饮文化的重要组成部分。古代的许多文人墨客留下了各种关于饮酒的美文名诗。但过量饮酒对于人体是非常不利的。在国内和国外，每年都会发生众多因醉酒引起的交通事故，造成大量的人员伤亡。

就算饮酒者不曾醉酒而做出伤害自己和他人的举动，过量饮酒也会损伤自己的身体。具体害处有：伤害肝脏，引起酒精肝、肝硬化等疾病；伤害消化道，引起胃溃疡等疾病；伤害神经系统，使饮酒者对酒精产生依赖性，性情暴躁，智力衰退；产生大量的热量，导致身体发胖，容易引起各种心脑血管疾病；伤害性功能和生育功能。

对于高脂血症患者而言，酗酒除了促进肥胖之外，酒精还会削弱肝脏分解脂肪的能力，增加甘油三酯的合成。因此高脂血症患者应该少饮酒，如果合并高血压、糖尿病、肝病的话，更应该努力逐步戒酒。

10 高脂血症患者为什么要摄入充足的蛋白质？

蛋白质是构成人体组织器官的支架和重要物质，在人体各项生命活动中，扮演着一个举足轻重的角色。青少年的成长与发育、成年人的健康与生育、人体对疾病的抵抗力等，都与蛋白质密切相关。人体主要通过饮食摄入蛋白质，蛋白质在人体内消化吸收，再重新合成为人体所需要的蛋白质。所以食物提供的蛋白质对人体而言是非常重要的。

饮食中的蛋白质主要来源是豆类食品、奶、肉和蛋。一般而言，来自动物的蛋白质有较高的品质，含有充足的必需氨基酸。人体有8

种无法由人体自行合成的必需氨基酸，需要由食物中摄取。根据所含必需氨基酸，人们又把蛋白质划分为完全蛋白质和不完全蛋白质。富含必需氨基酸，品质优良的蛋白质被称为完全蛋白质，例如大豆、奶、蛋、肉类所含的蛋白质；缺乏必需氨基酸或者必需氨基酸含量很少的蛋白质则被称为不完全蛋白质，例如谷类、麦类、玉米所含的蛋白质。

当前的营养学研究指出，一个成年人每天需要 300 克以上的蛋白质，其中的 75% 由人体自身新陈代谢提供——人体将自身新陈代谢产生的氨基酸利用起来合成蛋白质。此外，还有 60 ～ 80 克的蛋白质需要从膳食中摄入补充。运动员、孕产妇所需要的蛋白质较一般人还要多一些。营养学家建议，每一餐都要有一定的蛋白质，而不是一天摄入的蛋白质非常多，一天摄入的蛋白质非常少。因为过量摄入的蛋白质并不能在身体内长期贮存，在某一餐吃过量的蛋白质，只会把多余的那些给白白浪费掉。而且，摄入的含有蛋白质食品应该品种丰富，这样摄入的蛋白质营养价值才高。尤其是素食者，需要把几种蛋白质混合食用，互相补充，更有利于满足人体需要。

 哪些常见的蔬菜具有降脂作用？

洋葱：洋葱因营养成分丰富，在欧洲被冠以"蔬菜皇后"的美称。洋葱富含各种维生素和微量元素，是目前所知的唯一含有前列腺素 A 的植物。前列腺素 A 是一种较强的血管扩张剂，能够扩张血管，降低血液黏稠度，从而降低血压，增加冠状动脉血流量，预防血栓的形成。洋葱中还含有二烯丙基硫化物，可以帮助降低血脂，维护心脑血管的健康。

黑木耳：在营养学界，黑木耳有着"素中之荤"和"素中之王"的美誉，含有丰富的铁、植物胶原、纤维素、维生素。黑木耳富含的植物胶原，具有较强的吸附作用，可以起到清理消化道的作用，还能够促进肠道蠕动，促进脂肪食物排泄，减少食物中脂肪的吸收，并有利于及时排除体内的有毒物质。黑木耳中丰富的维生素和矿物质还有抗血小板凝集、降低血脂和减少血液凝块的作用，从而防治动脉粥样硬化和冠心病，维护心脑血管的健康。

香菇：美味可口的香菇素有"菇中之王"的美誉。我国食用香菇有悠久的历史，宋代名诗人杨万里就曾做诗赞美香菇，"色如鹅掌味如蜜，滑似莼丝无点涩。伞不如笠钉胜笠，香留齿牙麝莫及"。现代研究发现，香菇除了富含蛋白质、维生素、纤维素等多种营养物质以外，还能促进新陈代谢和胃肠蠕动，减少便秘，减少肠道对胆固醇的吸收，促进胆固醇的分解，从而帮助降低人体胆固醇和脂肪的含量，具有软化动脉血管、养生保健的作用。

大蒜：众所周知，大蒜具有消炎的作用。此外，现代医学发现，大蒜还有降血脂和抗血小板聚集的功效，可以软化血管，降低血压血脂，减少冠心病发作的风险。但大蒜对胃有些刺激作用，胃不太好的人最好不要空腹吃大蒜，应该先吃些其他食物垫垫肚子之后再吃大蒜。

茄子：茄子富含多种维生素，可以改善微循环，提高血管弹性；而且茄子在肠道内消化分解后，可与胆固醇结合，令其排出体外而不被肠道吸收，从而降低胆固醇，防止高血脂引起的血管损伤，保护心脑血管。但煎茄子往往需要较多的油，过于油腻不利于高脂血症患者控制血脂，建议高脂血症患者食用茄子的烹饪方式选择蒸茄子的方法。

大豆和豆制品：大豆和豆制品在我国具有较长的食用历史。大豆和豆制品中含有丰富的蛋白质、微量元素，可以促进人体的生长发育，改善人体的新陈代谢。研究发现，大豆和豆制品中所含有的植物固醇和卵磷脂，能够阻止肠道吸收食物中的胆固醇，并减少胆固醇沉积在血管壁，从而减少血脂升高和动脉硬化斑块形成，保护人体心脑血管。

番茄：番茄是美味的蔬菜，糖分少，富含多种维生素，具有防止血管破坏、增强血小板功能、降低血压、预防血管硬化的功效，食之不会升高血糖血脂，有利于保护人体心脑血管。

黄瓜：黄瓜在我国也有悠久的种植和食用历史。黄瓜清凉可口，解渴利尿，富含的纤维素能够促进肠蠕动，减少便秘，并减少肠道对胆固醇的吸收，还可以抑制脂肪生成，有利于帮助降低血脂。

冬瓜：现代研究发现，冬瓜中的膳食纤维可以刺激肠道蠕动，帮助排泄肠道中积存的毒素，葫芦巴碱可以促进人体新陈代谢，丙醇二酸可以有效控制脂肪代谢，防止体内脂肪堆积，促进脂肪消耗，从而起到帮助减肥、防治高血压和动脉粥样硬化等心脑血管疾病的效果。

海带：海带中富含海带多糖和多种氨基酸、维生素，营养丰富。海带多糖可以降低血清胆固醇和甘油三酯，从而防止动脉脂质沉着，保护人体心脑血管。

芹菜：芹菜在我国具有悠久的食用历史。《诗经·采菽》里就有"觱沸槛泉，言采其芹。君子来朝，言观其旂"的诗句。芹菜中富含多种维生素、纤维素、微量元素，其中叶绿素及其衍生物脱镁叶绿素都可以降低胆固醇，纤维素还能刺激肠道蠕动，帮助排便和排泄肠道中的毒素。

 哪些常见的主食具有降脂作用？

玉米：玉米是一种营养丰富的主食材料，富含维生素和多种微量元素，具有抗衰老、增强人体新陈代谢、预防肿瘤的效果。玉米富含的膳食纤维可以刺激肠道蠕动，促进粪便和肠内毒素的排泄，还可以促进胆固醇的代谢，防止动脉粥样硬化等心脑血管疾病。

燕麦：燕麦在我国具有悠久的种植史和食用史。现代研究发现，燕麦可以抑制人体对胆固醇的吸收，服用燕麦带来的饱腹感，能帮助人们控制食欲，降低体重。

13 哪些常见的水果具有降脂作用？

山楂：山楂，以其美好鲜艳的颜色和酸甜可口的味道获得了古人的喜爱，它在中国的古代诗文中频频亮相，又名"山里红""仙果""红果"等。山楂在古代除了鲜食和制成果脯、糕点、酒之外，还以其消食健胃、行气化瘀的功效入药。现代研究发现，山楂中除了富含维生素等物质，还具有扩张血管、促进胆固醇排泄、降低血压的功效，从而降低血脂，保护心脑血管，对高脂血症人群的保健养生有益。

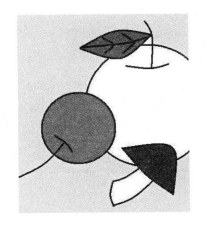

苹果：俗话说，"每天一苹果，医生远离我"。苹果美味可口，富含维生素、纤维素，可以预防癌症，而且苹果中含有的类黄酮，可以抑制动脉粥样硬化发生。苹果中含有的果胶能降低血液中的胆固醇浓度，保护心脑血管。但苹果糖分较高，糖尿病人不宜多吃。

14 茶叶能辅助降脂吗？

茶文化是中国历史悠久的传统文化之一。传说中上古的神农氏尝百草，不幸吃到了七十二种毒物，饮茶后毒方得解，可见茶最早的发现与利用，是与医药有关，后来逐渐演变为中国的"国饮"。现代医学发现，茶叶能够降低血脂、抑制动脉粥样硬化。流行病学调查还显示，产茶叶地区的居民血胆固醇含量和冠心病发病率低于非产茶叶地区，考虑可能与人们饮茶的习惯有关系。因此，茶叶有一定的降脂、抑制心脑血管疾病的功效。

如何判断体重是否标准？

不少高脂血症患者合并有肥胖，也有的人虽然血脂偏高，但体重尚可。那么，如何判断一个人的体重是否标准呢？目前国际上常用的衡量人体胖瘦程度以及是否健康的一个标准就是体重指数。体重指数又名身体质量指数、体质指数，英文为 Body Mass Index，简称 BMI，是用体重（单位：千克）除以身高（单位：米）的平方所得出的数字（表 4-2）。

表 4-2　成人体重指数表

体　重	男性 BMI	女性 BMI
过　轻	< 20	< 19
适　中	20 ~ 25	19 ~ 24
过　重	25 ~ 30	24 ~ 29
肥　胖	30 ~ 35	29 ~ 34
非常肥胖	> 35	> 34

举一个例子，一对夫妻，丈夫身高 1.75 米，体重 200 斤即 100 千克；妻子身高 1.59 米，体重 120 斤即 60 千克。我们来分别计算一下这两人的体重指数。

丈夫的 BMI=100 ÷ 1.75²=32.7。根据成人体重指数表，丈夫属于肥胖，应该通过调整饮食和增加运动来适度减肥了。

妻子的 BMI=60 ÷ 1.59²=23.7。根据成人体重指数表，妻子体重适中。

 运动疗法对于治疗高脂血症有意义吗？

运动可以促进人体肌肉骨骼的生长发育，改善呼吸系统、循环系统、神经系统、消化系统的功能，提高人体的免疫力和身体素质，使人体活动变得更加敏捷协调。运动还能减轻心理压力、调畅情绪，有利于心理的健康。因此，适当的运动是强壮体魄、调整心态、延年益寿的重要措施。

对于高脂血症患者来说，运动是一种很好的治疗手段，不容忽视。人体消耗胆固醇和甘油三酯的主要方式有两种，一种是自然消耗，一种是通过运动消耗。运动可以减轻体重，增强体质，调节心情；运动可以增进机体组织对糖、胆固醇、甘油三酯的利用，降低血液黏度，促进血液循环和新陈代谢，改善人体的心肺功能，从而有利于血脂、血压、血糖的控制，对各种心脑血管疾病包括高血压、冠心病、糖尿病、脑梗死等均有一定的预防效果。所以，病情稳定的高脂血症患者是非常适宜采用运动疗法的，肥胖型的高脂血症患者尤其适合。运动疗法与饮食疗法、药物疗法一样，都在高脂血症的治疗中发挥着举足轻重的作用。

17 运动疗法适合于所有的高脂血症患者吗？

不是所有的高脂血症患者都适合运动疗法的，这是因为进行运动的时候，心率增加，呼吸加快，能量消耗增加，有的人可能承受不住这样的变化，所以有一部分高脂血症患者需要禁止或者减少运动。

18 高脂血症患者在哪些情况下需要禁止运动？

高脂血症患者合并以下情况时需要禁止运动：

（1）**严重的高脂血症患者**：在血脂非常非常高的时候，人体的血液是处于高度黏稠状态的，就像很浓的酸奶会在容器中凝结成块一样，此时人体的血管里会非常容易形成硬化的斑块，有的斑块很容易脱落，在运动增加、血液循环加快的时候，斑块脱落后顺着血管被血液带着四处游动，当斑块来到某处较为狭窄的小血管无法通过时，堵塞住血管，导致该血管供应的组织器官出现缺血。所以这类患者不适宜运动，而应该先用药将血脂降下来再说。

（2）**近期发生急性心肌梗死或有心电图 ST-T 改变的高脂血症患者，还有合并不稳定性心绞痛的高脂血症患者：**此类患者的心脏可能有部分受损伤的心肌处于缺血缺氧状态，运动会让这种状况加重，宜先改善心肌缺血状况。

（3）**合并有充血性心力衰竭的高脂血症患者：**这类患者心脏功能欠佳，难以承受运动时增加的负荷，所以不适宜运动，宜先改善心力衰竭状况。

（4）**合并有严重心律失常的高脂血症患者：**这类患者在平常的时候心脏跳动就很不稳定，如果再运动，会加重心律失常状况，导致心肌缺血甚至心跳突然停止，宜先改善心律失常状况。

（5）**合并有重度高血压的高脂血症患者：**血压在运动时往往会升高，原本就有重度高血压的患者运动时血压急骤升高，会出现头晕、头痛、恶心呕吐等不适，血压过高还可能发生脑出血。所以这类患者不适宜运动，先控制血压。

（6）**合并有严重肝、肾功能不全的高脂血症患者：**这类患者身体状况较差，容易感染，难以承受运动。

（7）**合并有急性感染、发高烧的高脂血症患者：**这类患者身体虚弱，不适宜运动。

19 **哪些情况下高脂血症患者应该减少运动量？**

在下列情况下，高脂血症患者需要减少运动量，并最好在医生的监护和指导下进行运动。

（1）**合并有频发的心律失常的高脂血症患者：**运动期间这类患者的心律失常可能会加重，所以应减少运动量。

（2）合并有室壁瘤的高脂血症患者：指的是冠心病患者发生了大面积的心肌梗死以后，梗死区域心肌全层坏死，逐渐被薄层的纤维疤痕组织取代，病变区的心室壁扩张、向外膨出，像一个大瘤子一样，就叫作室壁瘤。室壁瘤很薄，一旦破裂非常危险。

（3）合并有肥厚型梗阻性心肌病、扩张型心肌病或其他原因导致的**明显心脏肥大的高脂血症患者**：此类患者心功能较差，难以耐受运动，有可能在运动过程中出现危险。

（4）合并有甲状腺功能亢进的高脂血症患者：甲状腺功能亢进的患者往往有心慌、心律失常，甚至合并有甲亢型心脏病，运动会加重不适，需等甲亢控制后再考虑运动。

（5）合并有劳力型心绞痛的高脂血症患者：劳力型心绞痛，指的是心绞痛往往在运动量加大时发生，例如跑步、上楼梯，甚至走路过快时也会诱发心绞痛。

（6）合并有严重贫血的高脂血症患者：严重贫血的患者身体虚弱、容易感染，难以耐受运动。

此外，合并有肝肾功能损害的高脂血症患者，还有安装固定频率的心脏起搏器的高脂血症患者也需要谨慎运动。

20 确定运动方式的基本步骤是什么？

高脂血症的运动疗法可以分为三个步骤：第一步是选择运动种类；第二步是确定运动量；第三步就是对运动疗效的评价和调整。

在下文中，我们将对这三个步骤进行详细的介绍。

21 如何选择运动种类？

前文说了，运动可以分为两大类——无氧运动和有氧运动。对于高脂血症患者来说，因其心血管可能有病变，而且需要长期坚持运动，所以相对于剧烈的无氧运动，还是以简单、易坚持、较柔和的有氧运动为宜，而且最好是患者感兴趣的运动。

高脂血症患者选择行走、慢跑、游泳、爬楼梯、骑自行车、练养生操、跳舞、打太极拳等中等运动强度的有氧运动，并坚持不懈地进行，可消耗身体的葡萄糖和脂肪，锻炼心肺功能，对身体大有裨益。表4-3中列举了常见的有氧运动的运动强度，可供读者参考。

表4-3　常见有氧运动强度表

运动强度	运　动
最轻度	散步、做家务、购物、拔草
轻　度	太极拳、交谊舞、广播体操、平地骑车、台球
中　度	快步走、爬山、滑雪、溜冰、平地慢跑、羽毛球、上楼梯、游泳
重　度	骑车上坡、快跑冲刺、长跑、足球、篮球、跳绳

需要补充说明的是，青少年及中年高脂血症患者可以选择中等强度的运动，但年龄超过50岁，或者有冠心病临床症状，或者有罹患冠心病风险的高脂血症患者，还是选择轻度强度的运动为宜。

 如何确定运动量？

在确定了运动疗法的运动种类之后，还需要确定合适的运动量。所谓运动量，是指人体在体育活动中所承受的生理、心理负荷量以及消耗的热量，运动量的大小由运动时间和运动强度共同决定。运动量太小，达不到治疗效果；运动量太大，给身体带来的负担太大，非但没有好处，反而可能会损害身体健康。所以，确定合适的运动量是非常重要的。

　　首先说说运动强度。除了年龄、身体状况、方便与否等客观因素和个人兴趣等主观因素之外，高脂血症患者选择运动的强度还应该根据靶心率来决定。靶心率，即能够获得较好运动效果并能确保安全的运动心率。运动中的心率达到靶心率，则表明这样的运动强度是合适的。达到靶心率的运动累计时间以 20 ～ 30 分钟为宜。靶心率可以根据年龄来粗略计算，用 170 减去年龄就是靶心率。例如一个人年龄是 50 岁，那么他的靶心率就是 170−50=120（次／分）；当他在进行慢跑运动 30 分钟后，心率达到了 120 次／分，此时的运动强度是合适的；如果运动 30 分钟后，心率达到了 140 次／分，说明运动强度太大了，需要放慢跑步速度或者改换运动种类；如果运动 30 分钟后心率只达到 90 次／分，说明运动强度实在太小，需要加快跑步速度来提高运动强度。

　　关于运动时间安排，每次运动前最好有 3 分钟左右的热身运动，运动后再安排 3 分钟的松弛运动，以帮助身体更好地适应运动、避免伤害和消除疲劳。每次正式运动的时间可以循序渐进、逐步延长，刚开始时可以 10 分钟左右，逐步延长到 30 ～ 40 分钟，如果是身体虚弱或者年纪较大的运动者，可以在运动过程中穿插必要的间歇时间。

23　如何判断运动量是否合适？

　　判断运动量是否合适，以运动之后的反应为依据。

　　如果在进行运动以后，身上微微出汗，感觉轻松愉快，稍有些乏力感，但经过休息之后乏力感可以消失，心率在运动后 10 分钟内就能够恢复到平时安静状态下的心率，第二天自我感觉精力充沛，不易疲劳——说明运动量合适。

　　如果经过运动之后没有出汗或者没有身上发热的感觉，心率在运动后 2 ～ 3 分钟就能够恢复到平时安静状态下的心率。运动量不足，需要通过改变运动强度、运动种类或者延长运动时间等方式来适当增加运动量。

如果运动以后身上、脸上大量汗水分泌，自我感觉胸闷气短、身体疲乏，心率在运动后 15 分钟仍未恢复至平日安静状态下的心率，第二天觉得懒洋洋的、打不起精神，周身无力，肢体酸痛难受——说明运动量过大，需要适当减少运动量，比如说改变运动强度，更换运动种类，或者缩短运动时间等，否则长期如此身体就可能支持不住了。

 如何对自己的运动效果进行评价和调整？

运动效果评价包括安全性评价和有效性评价。又安全又有效的运动，才是适合的；如果是安全但效果欠佳的运动，或者是有效但不安全的运动，都不适合长期坚持，需要调整。

要评价一种运动是否安全，就要了解在进行该运动的过程中，运动者是否发生了不利于健康的事件。比如，在爬山运动中出现了腰扭伤之类的损伤，或者是因为被太阳晒太久而出现了中暑，或者在爬山时出现了心绞痛，这些都是不利于健康的事件，那么这样的运动就是不安全的，需要根据自身情况来调整运动方案，从而保证运动的安全性，比如将爬山运动改为平地走，注意防晒和饮水等。

要评价一个运动是否有效，需要在规律地进行了该运动以后，定期监测高脂血症患者的血脂和体重，了解自身的改变。比如经过 3 个月规律的慢跑运动后，原本偏高的血脂下降了，原本偏高的体重趋向于正常水平了，而且自我感觉身体比以前更加结实矫健，动作灵活轻松，那么这样的运动就是有效的。如果血脂水平和体重状况没有丝毫改善，自我感觉变化不大，说明运动疗法无效，需要调整运动方案，可以增加运动强度或更换运动种类等。如果体重下降过快、过大，如一个月就降低了 40 斤体重，自我感觉疲劳乏力，说明这样的运动过量了，这样的运动也是不适合的，同样需要调整运动方案，比如更换运动种类或者缩短运动时间等。

25 运动的频率多少为宜？

"三天打鱼两天晒网"的态度对于学习、工作和强身健体都是不利的，无论是学习、工作还是运动，讲究的都是坚持不懈、持之以恒。一般来说，患者的运动频率应以每周锻炼 3 ~ 4 次为最佳，倘若两次运动间歇超过了 3 ~ 4 天，则运动效果将会削弱。

26 一天中哪个时间段最适合运动？

患者可以根据自身情况来决定运动时间，但不宜在餐后立即进行。对于高脂血症患者来说，体育锻炼最适宜在上午 7 ~ 9 点、下午 4 ~ 5 点的时间段进行。尤其是上午 7 ~ 9 点，一天之计在于晨，早晨空气新鲜，人们体力旺盛、精神愉悦，通过运动舒活筋骨也利于后面时段的工作生活。如果合并其他特殊疾病，还应该根据疾病和用药情况进行相应调整，比如糖尿病患者适合在餐后 1 小时进行运动，以减少低血糖出现的危险。另外，雾霾天气严重时，也要减少户外运动。

27 运动之前需要做的准备工作有哪些？

首先，选择合适的衣裤和鞋袜。衣裤和鞋袜宜选择柔软吸汗的棉质布料，而且松紧适度。因为过紧的着装会将脚踝等部位紧勒出瘀血或者擦伤皮肤；过于宽松的衣服也不便于运动，甚至造成绊倒等伤害。

第二，选择合适的运动场所。场所宜选择安全、离家较近的地方，而且要注意天气变化。雨雪后露天场所的水迹未干时，容易造成滑倒等伤害，不宜进行运动，此时应该更换到室内进行。

第三，运动之前应先做一些准备活动，舒展身体各处关节肌肉，以避免运动损伤和不必要的意外事件，并提高运动效率。

第四，对于年龄较大、身体较弱的高脂血症患者，在运动的时候最好有家人陪同，至少要先告知家人一声——"我在楼下操场锻炼，半小时左右就回来"。如果家人不在，年龄较大、身体较弱的高脂血症患者需要出去运动的话，可以随身携带写着自己姓名、家人联系方式的卡片，有备无患。

第五，对于合并有糖尿病的高脂血症患者，在运动前一定要先准备好糖块随身携带，如果在运动中或运动后出现大汗出、心慌气短、头晕等低血糖的表现，就赶紧服用糖块以纠正低血糖。注意万万不能用饼干、馒头之类的食品来替代糖块。因为饼干、馒头等食品在体内经过消化变成血糖的速度远比糖块升高血糖的速度要来得慢，所以发生低血糖的时候，应该用糖块而不是饼干或馒头来补充血糖。

28 运动后要注意什么？

第一，运动后要先做些放松运动，不要立刻停止活动，待心脏逐步适应、呼吸和心跳基本恢复正常后再完全停下来歇息，这样有利于消除身体的疲劳，缓解身体肌肉和心脏的紧张。

第二，运动后可以适当补充水分，但不宜暴饮。运动后大量饮水会让身体水分、血容量增加过快，加重心脏的负担。所以高脂血症患者如果在运动后饮水，应该小口小口地分次饮水，且不能喝太多。

第三，运动后可以适当进食，但不宜暴食。运动后大量进食不利于消化吸收，所以不能在运动后立刻吃很多东西。

第四，运动后要注意适当清洁身体，但不宜马上洗冷水澡。运动后要及时把汗擦干，如果大汗淋漓则需要更换衣服，因为捂着汗既不卫生，又容易感冒。

 29 体型肥胖者运动减体重的速度多少合适？

对于体型肥胖的人来说，运动减轻体重应以1个月减体重1～2千克为宜，如果速度过快则贪功冒进，对身体影响太大，容易生病；太慢则进度缓慢，治疗效果不明显，容易丧失持之以恒的信心。此外还需要提醒读者，在运动减体重的头1个月减少的主要是体内的水分，因此效果较为明显；1个月后则减少的主要是体内的脂肪，效果往往不如第1个月明显。不必要为此而着急上火或者灰心丧气，因为运动疗法减肥需要坚持不懈，持之以恒，选择正确的方式方法后长期坚持，一定能给身体带来很大的好处。

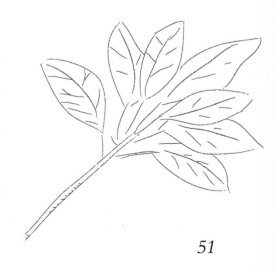

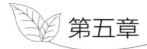

第五章
高脂血症的中医治疗措施

引言 　本章的主题是高脂血症的中医治疗措施，内容上主要是介绍高脂血症的中医病因病机、高脂血症的中医生活调护、高脂血症的中药治疗和其他中医治疗等基本信息。

1 古代中医如何解释血脂？

古代中医虽然没有仪器来测量人体的血脂浓度，但提出了"膏脂"的概念，可以简单理解为脂肪。翻阅古代中医经典，有的书中还写作"膏"，其实就是"膏脂"。所谓"膏"者，即肥肉、脂油；"脂"者，即生物体内的油质。

中医认为，膏脂是人体津液中稠浊的部分，也属于血的成分之一，它与津液、血的其他成分可以互相转化，可以填补脑髓，可以转化成精血。膏脂来源于水谷精微，由脾生化水谷所成，又靠着肺气输布、心气营运、肝气疏泄和肾脏的气化功能来保证膏脂的生理功能。所以，膏脂与人体的脾、肺、心、肝、肾这五脏都密切相关。

中医如何解释高脂血症的发生？

中医并没有"血脂"的名词，也没有"高脂血症"这一病名。但高脂血症可以归属于中医"肥人""痰浊""心悸""胸痹""眩晕"的范畴，涉及多个脏器。发病的根源在于人体脏腑功能失调，气血阴阳平衡失调，从而产生各种痰浊、湿浊、瘀浊，大量的污浊之物沉积停滞在血脉之中，损伤脉络，导致血脉不畅，瘀滞内停，越积越多，形成膏脂。膏脂积淀于人体腰、腹、臀、股等部位，使人形体肥胖，即为"肥人"。膏脂瘀滞心脉，可以导致心悸、胸痹；阻滞脑脉，可以导致眩晕等。

3 **中医如何解释高脂血症的病因？**

西医认为，血脂虽然是人体必不可少的营养物质，但血脂过多会导致高脂血症。中医也认为，人体摄入膏脂过多，或者人体脏腑功能失调，气血阴阳平衡失调，导致膏脂的运输、转化、利用和排泄出现问题，致人生病。病因有以下几点：

（1）**饮食不节制**：患者偏食、毫无节制地进食肥腻、甘甜的食物，或者大量饮酒，会导致脾胃受损，脾胃的运化功能被削弱，导致痰湿聚积，生成大量痰浊、膏脂而导致生病。

（2）**运动太少**：爱静坐、静卧、睡懒觉并不爱运动，或者因为工作或者身体的原因不能运动，都会导致人体气血运行不畅，气血瘀滞，膏脂生成多而被消耗掉的少，多余的大量膏脂沉积于体内而导致生病。

（3）**情志不畅**：中医认为恼怒伤肝，思虑伤脾。肝主疏泄，对人体的气机具有重要的调控作用，恼怒损及肝脏，会导致人体气机运行不畅，气血运行受阻，气血瘀滞而导致瘀浊产生，形成大量膏脂而致生病。脾主运化，运化功能受损后痰湿聚积，形成痰浊、湿浊，大量膏脂生成而导致生病。

（4）**先天禀赋不足**：患者父母或者兄弟姊妹等其他亲戚形体肥胖，受到先天遗传的影响，患者也可能肥胖、多脂。

（5）**年老体弱**：年老体弱者脏腑功能虚衰，气血运行不畅，容易生成痰浊、瘀浊，使膏脂大量生成而致病。

此外，其他疾病也可能导致膏脂，例如消渴、水肿等。消渴病即西医所说的糖尿病，患者阴虚火旺，多饮多食，但饮食精微被大量转化为膏脂而导致生病。长期水肿会损及脾肾功能，导致人体新陈代谢失常，膏脂大量积聚致使生病。

 中医认为高脂血症与五脏有什么关系？

中医五脏是指心、肝、脾、肺、肾。在胸腹腔中，它们的共同功能是贮藏精气。精气是指能充养脏腑、维持生命活动不可缺少的营养物质。应当指出的是，中医学里的脏腑，除了指解剖的实质脏器官，更重要的是对人体生理功能和病理变化的概括。因此虽然与现代医学里的脏器名称大多相同，但其概念、功能却不完全一致，所以不能把两者等同起来。高脂血症与五脏都有关系，尤其是心、肝、脾、肾与高脂血症的关系更为密切。

 心与高脂血症有什么关系？

中医理论认为心的功能是主血脉，心气推动津血在人体血脉中正常运行。如果心气虚弱，就无法正常推动津血运行，气血瘀滞，容易发生瘀浊和痰浊；如果心的阳气不足，则津容易聚积为痰浊和脂浊，就像冬天没有阳光温煦河水容易凝结成冰一样。所以心气虚、心阳虚会导致高脂血症，甚至发生冠心病。而瘀浊、痰浊、膏脂阻塞心脏的血脉，令血液运行不畅，又会损耗心气，阻滞气血运行，导致恶性循环，所以冠心病患者容易并发高脂血症。

6 如何从心论治高脂血症？

中医理论认为心气虚、心阳虚可以导致高脂血症，所以中医理论从心论治高脂血症，也是从纠正心气虚、心阳虚着手。

（1）**心气虚导致的高脂血症**：心气虚而气血运行不畅，停滞阻塞血脉，患者常表现为：头晕、疲倦乏力，脸色淡白或者萎黄，懒于说话，四肢乏力，气短胸闷或胸痛，舌色淡紫或者紫暗，为其切脉往往显示脉象细涩。对于这样的患者，主要使用益气活血的方法。益气，就是补益心气，改善心气的推动作用而帮助气血恢复正常运行；活血，就是活血化瘀，改善血液黏稠、凝滞的状态，促进血液循环，从而改善高脂血症的病理状态和不适症状。

（2）**心阳虚导致的高脂血症**：心阳不足而气血运行不畅，停滞阻塞血脉，患者常常有以下的表现：身体肥胖，胸闷或胸胀，肢体麻木，痰多，有的还会呕吐出白痰和涎液，脸色淡白，怕冷，手脚容易发凉，舌苔腻，为其切脉往往显示脉象细滑。对于这样的患者，主要采用通阳泄浊化瘀的办法。通阳，就是补充心的阳气，像是用阳光照耀来解冻冰封的河流一样；泄浊化瘀，就是泄除痰浊、活血化瘀，减少和清除血脉中淤积的痰浊、脂浊、瘀浊，从而改善高脂血症的病理状态和各种不适症状。

7 肝与高脂血症有什么关系？

中医理论认为肝的功能是调畅气机，主疏泄，主情志。肝气郁结，情志不调，可致人体气机运行不畅，气血运行受阻，气血瘀滞而导致瘀浊产生，形成大量膏脂而诱发高脂血症。肝气郁结，损伤脾脏，可以影响脾的运化功能，促使痰浊、湿浊生成，形成大量膏脂。肝气郁结化为肝火而损伤肝阴，导致肝阳上亢，就会诱发高血压、脑梗死等疾病。所以高脂血症患者还有可能并发高血压、脑梗死等疾病。

8 如何从肝论治高脂血症？

中医理论认为肝的功能失调可以造成高脂血症。以下分别介绍其道理。

（1）**肝气郁结**：人体气机运行不畅，气血运行受阻，气血瘀滞而导致瘀浊停滞阻塞血脉，患者常表现为：头晕，烦躁易怒或情志抑郁，常叹气，胸胀闷或胸痛，舌色紫暗或者有瘀斑瘀点，为其切脉往往显示脉象弦或脉象涩。对于这样的患者，主要使用行气活血的方法。所谓行气，就是疏肝行气，改善肝气的疏泄作用而帮助气血恢复正常运行。

（2）**肝郁脾虚**：肝气郁结，损伤脾脏，可以影响脾的运化功能，促使痰浊、湿浊生成，形成大量膏脂而阻滞血脉，患者常常有以下的表现：头晕，胸闷，两胁胀痛不适，气短乏力，肢体麻木，舌色淡暗或者有瘀斑瘀点，舌苔腻，为其切脉往往显示脉象弦滑。对于这样的患者，主要使用疏肝健脾、化痰活血的方法。疏肝，就是疏肝行气，改善肝气的疏泄作用而帮助气血恢复正常运行；健脾，就是扶助脾的运化作用而帮助化痰浊、去湿浊。

（3）**肝阳上亢**：中医理论认为气有余则化火，肝气郁结，化为火邪伤阴，则肝阳上亢。肝阳上亢型高脂血症患者，阴虚阳亢为本，痰瘀内阻为标，人体气机运行紊乱，气血运行失衡，患者常表现为：头晕、头痛、头胀，烦躁易怒或情志抑郁，常叹气，舌色红或者紫红，有瘀斑或者瘀点，为其切脉往往显示脉象弦。对于这样的患者，主要使用平肝熄风、活血化瘀的方法。平肝熄风，就是平抑肝阳上亢的状态，改善肝气的疏泄作用，清除肝热肝火而帮助气血恢复正常运行。

脾与高脂血症有什么关系？

中医认为脾是人体重要器官，以脾是人体的"后天之本""气血生化之源"来形容。人们每天摄入的饮食都要经过脾的运化，吸收水谷精微的精华，令其输布滋养身体，而排除饮食中的污浊和糟粕部分。如果脾的运化功能出现了异常，那么脾吸收摄取水谷精华的能力就会下降；或者摄入的肥甘厚味食物过多，超出了脾的运化能力，那么无法利用的水谷精华积聚转化为痰浊、湿浊，继而演变为脂浊，从而导致高脂血症。

10 如何从脾论治高脂血症？

从脾论治高脂血症，要从以下两方面着手。

（1）**由于饮食不节制，大量摄入肥甘厚味饮食，伤害脾胃运化而导致的高脂血症**：多食肥甘厚味会滋生痰浊，阻滞人体气机的正常运行，从而导致血脉运行不畅。这类患者常常有如下的表现：年龄多为中老年，身体肥胖，不爱活动，头昏头重，胸闷，痰多，舌苔厚腻，为其切脉往往显示脉象滑。对于这样的患者，主要使用理脾化湿的办法。理脾，指的是调理脾的气机，帮助被痰湿邪气阻滞的气机正常运行，从而促进脂质的代谢；化湿，就是清除痰浊、湿浊，从而改善高脂血症的病理状态和各种不适症状。

（2）**由于脾虚痰湿导致的高脂血症**：脾虚为本，痰湿为标。这类患者通常形体肥胖，头晕困倦，懒于活动，吃饭不香，进食后觉得胃胀腹胀不舒服，大便比较稀溏，舌苔白腻。对于这样的患者，主要采用健脾化湿的办法，即补益脾的功能，助其恢复运化的能力。

肾与高脂血症有什么关系？

肾为一个人先天的根本。肾中精气是先天而生的，来自父母的遗传，反映一个人的先天禀赋，这一观点与现代医学中高脂血症与遗传因素有关不谋而合。

对于人体而言，肾阳（即肾的阳气）和肾阴（即肾的阴液）都有非常巨大的作用。肾阴肾阳，为人体一切阴阳的根本。如果把人体比喻成一个世界，肾阳就像这个世界的太阳，阳光明亮温煦，普照大地上的一切生命；肾阴就像这个世界的河水，水流清凉滋润，哺育世界上的一切生命。

当太阳被长期遮蔽时，大地得不到阳光的温煦温暖，就会变得阴寒冰冷，河水结冰，世界变得毫无生气。所以肾阳虚衰的时候，人体就会缺少肾阳的温煦，体内的水液精微凝结为痰湿、痰浊，流入血液，形成膏脂，即导致高脂血症。

当河水枯竭时，大地得不到水液雨露的清凉滋润，就会变得干燥炎热，世界也会变得毫无生气。所以肾阴不足的时候，人体就会缺少肾阴的滋养，阴液不足，阴虚火旺，炼液为痰，痰浊、瘀浊凝聚为脂浊，导致高脂血症。

因此，中医认为肾与高脂血症密切相关。

12 如何从肾论治高脂血症？

中医认为肾阳虚、肾阴虚都可以导致高脂血症，所以从肾论治高脂血症，也是从纠正肾阳虚、肾阴虚着手。

（1）肾阳虚导致的高脂血症：肾阳虚衰，人体阳气不足，必影响脾脏的运化，导致脾肾合病，脾肾阳虚，患者常有以下表现：面色发白，畏寒怕冷，腰酸腿软，可有阳痿、早泄，夜尿频多，困倦乏力，舌质淡，舌体胖大，舌苔白腻或水滑，为其切脉往往显示脉象沉细或沉缓。

对于这样的患者，主要使用温肾暖脾、益气化浊的方法。温肾暖脾，就是用温热补益的药物来补益脾肾的阳气，改善脾肾阳气不足的状态，从而帮助脾肾功能的正常运行；脾肾功能正常，人体气血运化和水液代谢正常进行，才能促进膏脂的代谢转化，改善血液污浊、凝滞的状态，从而改善高脂血症的病理状态和各种不适症状。

　　（2）**肾阴虚导致的高脂血症**：阴虚燥热，耗气伤津，导致津亏血虚，痰浊、瘀浊生成，形成大量膏脂而阻滞血脉。患者常常有以下的表现：头晕，耳鸣，腰酸膝软，手脚心发热、出汗，心烦气急，或有遗精、早泄，舌质暗红，舌苔薄黄干燥，为其切脉往往显示脉象细或细数。对于这样的患者，主要使用益肾养阴、泄浊化瘀的方法。益肾养阴，就是补益肾阴，润燥清热，改善肾乃至身体阴液不足的状态，帮助气血恢复正常运行；泄浊化瘀，就是改善血液污浊黏稠、凝滞的状态，促进血液循环，从而改善高脂血症的病理状态和各种不适症状。

中医针对高脂血症有哪些治疗办法？

　　中医学是五千年中国传统文化的组成部分，其独特的基础理论体系在两千多年前已具雏形，在长期的临证实践中积累了丰富的诊疗经验和独特的治疗方法。中医针对高脂血症患者的治疗办法，概括起来有生活调理、运动调理、饮食调理、中药辨证论治、中成药物、针灸治疗、按摩治疗等。下文中我们将逐一向读者进行介绍。

14 高脂血症患者应该如何进行生活调理？

　　首先，高脂血症患者的起居应该定时，不宜黑白颠倒，加重体内的内分泌和新陈代谢紊乱。

　　其次，高脂血症患者的饮食应该合理，既要注意营养均衡，又要清

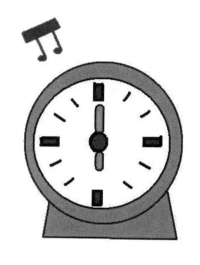

淡一些，以帮助控制血脂。患者不能为了降脂、减肥而过度节食，也不能自暴自弃，毫无控制地大吃大喝，因为过饥过饱，皆伤害身体，尤其是脾胃运化功能，于降脂更不利。患者饭后应用水漱口清洁口腔，叩齿三十六下以固齿，不妨再用手轻柔按摩腹部一百次，慢走百步，以促进胃肠蠕动，帮助消化与排便。

第三，高脂血症患者应该尽量克服一些于健康和降脂不利的嗜好或习惯，如抽烟、酗酒、长期坐着不动看电视或玩游戏等。如果一时不能完全纠正，也要尽可能地限量，如减少抽烟次数和抽烟时间；减少饮酒量，或把白酒啤酒改为红酒；缩短看电视或玩游戏的时间，或者用闹钟定时提醒自己起身活动一下，等等。

第四，高脂血症患者应该豁达心胸，心情开朗。发脾气、哭闹骂人于家庭和谐和身体健康不利，不发脾气却生闷气、把火气窝在心里、心事重重也于自己的健康不利，唯有开阔胸襟，宠辱不惊，才是有利于健康的情志。

15 高脂血症患者应该如何进行运动调理？

中医理论和中国传统文化中，有多种运动方式可以调理人的身体，增强体魄，延年益寿，如太极拳、八段锦、五禽戏等。本书给大家推荐一个简单易学、强度低的有氧运动操，可供读者参考运动。

调整情志：患者平躺，双眼微闭，自然呼吸，全身放松，想象最愉快的事情 1～2 分钟。

摩腹运动：患者双眼微闭，屈膝成90°，以一手掌按在肚脐上，以肚脐为圆心顺时针在自己腹部画圈，圈越画越大，画到最大后再逆时针画圈，圈越画越小，直至手掌返回肚脐。操作过程中，如果一手累了，可以换另外一手，力度轻重适中，自然呼吸。

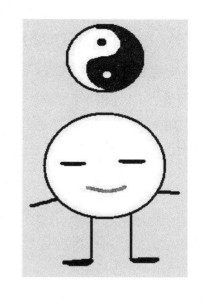

调整呼吸：患者挺直坐好，双眼微闭，身体放松，双腿分开，双足着地，膝关节呈90°，双掌轻压腹部（男性左手掌心贴腹部，右手掌心贴在左手手背上；女性右手掌心贴腹部，左手掌心贴在右手手背上）。先用鼻细小、缓慢、均匀地吸一口气入腹部，手掌可以感觉到腹部逐渐隆起来、变得饱满，停止2秒钟，再用嘴细小、缓慢、均匀地将气吐出，手掌可以感觉到腹部逐渐瘪下去、变得松软，停止2秒钟，然后再重复之前的过程。如此反复约15分钟，然后恢复自然呼吸。

抖身运动：患者站起身，双脚与肩同宽，双膝稍稍弯曲，轻柔有节奏地抖动身体，帮助全身肌肉关节的放松，双手臂可以自由地前后摆动或在身前来回交叉活动，自然地呼吸，注意身体放松。如此反复约5分钟。

干浴面：患者双手搓热，掌心贴在额头，沿鼻子、下颌、耳朵、眼角、额角反复轻柔擦动。反复操作20次左右。

干梳头：患者以自己十指指腹贴于头发上，从前发际梳到头顶，再从头顶梳到后脑勺，然后再梳两侧鬓发，从鬓角梳到耳后。反复操作20次左右。

叩齿咽津：上下牙轻叩36次。以舌头在口腔中轻柔转动帮助唾液分泌，津生满口后分三次咽下，意想津液被送入下腹部的气海穴位即可。

16 中医如何对高脂血症患者进行辨证论治？

中医对于高脂血症的治疗，既要注意调理脏腑的虚损，又需要调理紊乱的气机、活血化瘀、化痰泄浊，从而去除血中的污浊、瘀浊、湿浊和脂浊，令气血运行畅通，从而治疗高脂血症的病理状态和各种不适症状。

中医对高脂血症患者进行辨证论治，根据不同的中医学派有多种多样的分型，本书介绍的分型仅供读者参考。

高脂血症一般可以分为气滞血瘀证、痰浊中阻证、肝肾阴虚证、脾肾阳虚证、肝郁脾虚证等，中医针对不同的证型采用不同的汤药来辨证论治。

17 对于高脂血症气滞血瘀证，中医如何辨证论治？

高脂血症气滞血瘀证患者，常常有如下不适症状：自觉胸闷憋气，或胸部疼痛如针刺刀割，固定不移，舌色紫暗，或者有瘀斑瘀点，为其切脉往往显示脉象弦或脉象涩。对于气滞血瘀证，中医的治法是活血化瘀，行气止痛。汤药多用血府逐瘀汤加减，常用药物：桃仁、红花、当归、川芎、赤芍、生地、桔梗、牛膝、柴胡、枳壳。

18 对于高脂血症痰浊中阻证，中医如何辨证论治？

高脂血症痰浊中阻证患者，常常有如下不适症状：身体肥胖，举止笨重，胸腹胀满、闷重感，头晕头沉，精神不振，疲乏困倦，大便稀溏不成形，舌体胖大，舌边有齿痕，舌苔白腻，为其切脉往往显示脉象滑。对于痰浊中阻证，中医的治法是健脾和胃、化痰降浊。汤药多用二陈汤加减，常用药物：陈皮、半夏、茯苓、甘草。

对于高脂血症肝肾阴虚证，中医如何辨证论治？

高脂血症肝肾阴虚证患者，常常有如下不适症状：头晕、头胀痛，眼睛胀痛，视物模糊，耳鸣，健忘，口干口苦，两颧发红，心烦、手脚心热，腰酸腿软，盗汗，大便偏干，舌色红，舌苔少，为其切脉往往显示脉象细或脉象细数。对于肝肾阴虚证，中医的治法是滋养肝肾，清降虚火。汤药多用杞菊地黄汤加减，常用药物：枸杞子、菊花、生地、山药、山萸肉、泽泻、丹皮、茯苓。

20 对于高脂血症脾肾阳虚证，中医如何辨证论治？

高脂血症脾肾阳虚证患者，常常有如下的不适症状：面色淡白，耳鸣眼花，疲乏困倦，畏寒，手足发冷，腰膝酸软，腹胀，纳食不香，大便稀溏不成形，舌色淡，舌体胖大或者舌边有齿痕，舌苔白滑，为其切脉往往显示脉象沉或脉象沉细。对于脾肾阳虚证，中医的治法是温补脾肾，益气化浊。汤药多用附子理中汤加减，常用药物包括附子、党参、白术、干姜、炙甘草。

21 高脂血症肝郁脾虚证，中医如何辨证论治？

高脂血症肝郁脾虚证患者，常常有如下的不适症状：患者胸闷憋气，或胸部腹部疼痛不适，口干口苦，心烦易怒或情志抑郁，纳食不香，困倦乏力，头晕，月经不调，舌色红，舌苔白，为其切脉往往显示脉象弦或脉象弦细。对于肝郁脾虚证，中医的治法是疏肝解郁，健脾和胃。汤药多用逍遥散加减，常用药物：柴胡、白芍、当归、茯苓、白术、薄荷。

常用的治疗高脂血症的中成药物有哪些?

目前医院里用于治疗高脂血症的中成药物有许多种,囿于篇幅限制,只能对部分中成药做简要的介绍。

血府逐瘀口服液: 由桃仁、红花、川芎、当归、赤芍、生地、枳壳、柴胡、牛膝、桔梗等药物组成。活血化瘀、行气止痛。用于治疗瘀血内阻,胸痛或头痛,心悸怔忡,内热憋闷,急躁善怒,失眠多梦。可用于治疗冠心病和高脂血症的血瘀证。

银杏叶片或银杏叶胶囊、银杏叶软胶囊: 由银杏叶提取物组成。活血、化瘀、通络。用于治疗瘀血阻络引起胸痹心痛、中风、半身不遂、舌强语謇;也可用于治疗冠心病稳定型心绞痛、脑梗死见上述证候者。

松龄血脉康胶囊: 由鲜松叶、葛根和珍珠层粉等药物组成。平肝潜阳、镇心安神。用于治疗肝阳上亢导致的头痛、眩晕、心悸、急躁善怒、失眠;也可用于治疗高血压病及原发性高脂血症见上述证候者。

强力定眩片: 由天麻、杜仲、野菊花、杜仲叶、川芎等药物组成。降压、降脂、定眩。可用于高血压、高脂血症、动脉硬化以及上述诸病引起的头痛、头晕、耳鸣、目眩、失眠等。

银丹心脑通软胶囊: 由银杏叶、丹参、灯盏细辛、绞股蓝、山楂、大蒜、三七、天然冰片、植物油、山梨酸、蜂蜡等药物组成。活血化瘀、行气止痛、消食化滞。用于气滞血瘀引起的胸痹,症见胸闷、胸痛、气短、心悸等;也可用于冠心病心绞痛、高脂血症、脑动脉硬化、中风、中风后遗症见上述症状者。

心可舒片: 由丹参、葛根、三七、山楂、木香等药物组成。活血化瘀、行气止痛。用于治疗气滞血瘀引起的胸闷、心悸、头痛、头晕、颈项疼痛,也可用于冠心病心绞痛、高脂血症、高血压、心律失常见上述证候者。

灯盏生脉胶囊：由灯盏细辛、人参、五味子、麦冬等药物组成。益气养阴、活血健脑。用于气阴两虚，瘀阻脑络引起的胸痹心痛、中风后遗症，症见痴呆，健忘，手足麻木症；也可用于冠心病心绞痛、缺血性心脑血管疾病、高脂血症见上述证候者。

活血通脉胶囊：由水蛭素等药物组成。破血逐瘀、活血散瘀，通经，通脉止痛。适用于症瘕痞块，血瘀闭经，跌打损伤及高脂血症，见有眩晕、胸闷、心痛、体胖等属于痰瘀凝聚者。

血脂康胶囊：由红曲等药物组成。除湿祛痰、活血化瘀、健脾消食。用于脾虚痰瘀阻滞的气短、乏力、头晕、头痛、胸闷、腹胀、食少纳呆等；也可作为高脂血症及动脉粥样硬化引起的心脑血管疾病的辅助治疗。

通脉降脂片：由笔管草、川芎、荷叶、三七、花椒等药物组成。降脂化浊，活血通脉。用于治疗高脂血症，防治动脉粥样硬化。

通泰胶囊：由从魔芋、蘑菇、荞麦中提取的葡甘聚糖等药物组成。增加大便容积，增加纤维素，刺激肠蠕动，润肠通便，降血糖，降血脂。可用于治疗高脂血症、糖尿病、便秘等。

绞股蓝总苷口服液或绞股蓝总甙片：由绞股蓝总苷等药物组成；益气健脾，祛痰降脂。用于高脂血症，伴有心悸气短，胸闷肢麻，眩晕头痛，健忘耳鸣，自汗乏力或脘腹胀闷等心脾气虚，痰阻血瘀者。

脂必泰胶囊：由山楂、白术、红曲等药物组成。消痰化瘀、健脾和胃，主治痰瘀互结、血气不利所导致的高脂血症，症见头昏，神疲乏力，头晕，胸闷，腹胀，食欲减退等。

脂必妥片：由红曲等药物组成。健脾消食、除湿祛痰、活血化瘀。可用于脾气不足，痰瘀阻滞，症见气短，乏力，头晕，头痛，胸闷，腹胀，食少纳呆等。可作为高脂血症及动脉粥样硬化引起的其他心脑血管疾病的辅助治疗。

泰脂安胶囊：由女贞叶乙醇提取物等药物组成。滋养肝肾，用于肝肾阴虚、阴虚阳亢证所致的原发性高脂血症。症见头晕痛胀，口干，烦躁易怒，肢麻，腰酸，舌红少苔，脉细。

苏子油软胶囊：由苏子油等药物组成，行气消痰，降脂通脉，用于高脂血症，中医辨证为痰涎阻遏证者。症见头重如裹、胸闷、呕恶痰涎、肢麻沉重。

针灸能够治疗高脂血症吗？

由于古人并没有检测血脂浓度的手段，所以古代中医针灸典籍中没有针灸治疗高脂血症的记载。而现代中医经过大量临床观察和动物实验，认为针灸可以降低胆固醇、甘油三酯等脂质的血浓度。

尽管针灸治疗高脂血症的临床效果得到了基本的肯定，但针灸治疗能够降低血脂的原理，目前的研究尚未得出一个医学界都普遍认可的定论。

针灸治疗高脂血症有多种方法，如体针刺穴法、耳豆压穴法、灸法等。在下文中，我们将对这些方法进行逐一的介绍说明。

什么是体针刺穴法？

体针刺穴法即针灸医生用针刺入患者躯干、头部等各处穴位的针灸治疗方法，最为常用。体针刺穴法常用的针被称为毫针。古代针灸医生使用的毫针多为金、银制成，所以武侠小说里常有"金针拔毒"之类的艺术创作，而金针、银针价格昂贵，弹性较差，因此现代针灸医生使用不锈钢的毫针替代了金针和银针。

25 医生在进行体针刺穴之前，需要做哪些准备工作？

医生在进行体针刺穴之前，首先会了解患者的病情，确定应该对哪些穴位进行针刺，确认患者能否接受针刺治疗等，并向患者交代病情，让患者摆好体位。然后，医生还要检查毫针的质量，做好消毒工作，才能开始针刺。

 针灸医生如何安排患者摆好体位？

进行针刺治疗前，医生先安排患者摆好体位，以便于消毒和针刺、留针、起针，还要有利于患者保持。临床上常用的针灸患者体位有仰卧位、俯卧位、侧卧位三种。

仰卧位：取患者身体正面的穴位，比如头部、脸部、胸部、腹部和四肢正面的穴位。

俯卧位：取患者身体背面的穴位，比如后脑、脖颈、脊背部、腰部、臀部和四肢背面的穴位。

侧卧位：取患者身体侧面的穴位和四肢的部分穴位。

 针灸医生为什么重视消毒？

古代针灸医生虽然没有显微镜，无法看到各种细菌和病毒的"庐山真面目"。但在长期的临床实践中，他们也注意到需要对针具进行必要的清洁处理，以去除"毒气"，减少感染发生，例如用火烧等。在20世纪三四十年代，有一些针灸医生开始用酒精对针灸用的毫针进行消毒。随着科技的进步和社会的发展，针灸消毒越来越受到重视，并得到了较好的普及和完善。完整的针刺消毒程序，包括对针具、被针刺的穴位和针灸医生的手指进行消毒。

28 **针灸医生如何进行消毒？**

为了防止传染，针具在使用以后应该进行消毒，暂时没有使用的针具也应该定期进行消毒，不经过消毒的针具绝对不能使用。近年来，许多医院采用的针具是一次性针具，由生产工厂采用环氧乙烷对一次性针具进行消毒，一经使用后便不再重复使用。一次性针具大大减少了传播感染性疾病的危险。

首先要用酒精棉球对被针刺的穴位进行消毒，待酒精挥发掉以后，医生才可以施针治疗。医生取针以后，应该用一个较干的酒精棉球或者经过高温消毒的干棉球按压皮肤上的针孔。在关节、眼眶、耳郭以及有毛发的部位如头皮等部位，医生的消毒工作应该更加严格，因为这些部位皮肤较薄，血管较丰富，容易被针刺出血。

针灸医生的手，不但要给患者进行被刺部位的消毒，还要持着针具进行针刺操作，所以针灸医生的手指也需要做好消毒工作。进行操作之前，针灸医生先要用肥皂认真清洗干净自己的手，再用酒精棉球擦拭消毒。对患者进行针刺治疗结束以后，针灸医生也还需要用肥皂认真清洗干净自己的双手。

 针刺治疗是针灸医生将针具刺入穴位就行了吗？

针刺治疗并不是针灸医生将针具刺入患者的穴位就万事大吉了。医生将针刺入穴位后，为了使患者"得气"，需要调节针感来加强治疗效果，还要进行补泻等手法操作，或者将针具留在穴位中以进行治疗20～30分钟。医生的行针手法主要有提插法与捻转法、补法与泻法，根据患者的具体情况选择不同的手法来调节人体脏腑经络功能和气血运行，促进人体阴阳平衡。

 对高脂血症患者进行针灸降脂治疗，常用的穴位有哪些？

对高脂血症患者进行治疗的常用穴位以及功效列举如下。

中脘：中脘位于腹正中线上，肚脐以上 4 寸的部位。中脘穴是常用的预防疾病、强壮身体的穴位，可以调节脾胃功能，提高免疫力，强身健体。

神阙：神阙位于肚脐窝正中。神阙穴也是常用的预防疾病、强壮身体的穴位，可以调节胃肠功能，提高免疫力，强身健体。宋代的医学著作《扁鹊心书》中提到："凡用此灸，百病顿除，延年益寿。"不过神阙穴万万不能用针刺治疗，而应该使用灸法治疗。

气海：气海位于腹正中线上，肚脐以下 1.5 寸的部位。气海穴是常用的预防疾病、强壮身体的穴位，能够增强人体免疫力，增强男性性功能，强身健体。古代的针灸名著《铜人腧穴针灸图经》将其称为"男子生气之海""元气之海"。

关元：关元位于腹正中线上，肚脐以下 3 寸的部位。关元穴也是常用的预防疾病、强壮身体的穴位，能够增强人体免疫力，增强男性性功能，强身健体。

中极：中极位于腹正中线上，肚脐以下 4 寸的部位。中极穴可以调节胃肠功能，防治男性性功能障碍和一些妇产科的疾病。

天枢：天枢位于腹部，肚脐旁开 2 寸的部位。天枢穴可以调节胃肠功能，预防胃肠道疾病如腹胀、腹泻等。

曲池：曲池位于上肢，在肘窝横纹桡侧端与肱骨外上髁连线中点的部位。曲池穴可以祛风解表，调和营血，预防感冒等传染病，还能调理血压等。

内关：内关位于上肢内侧，在腕横纹正中往肘部直上 2 寸、两筋之间的部位。内关穴具有宁心通络、调和营血的作用，可以调节血脂代谢和心脏功能、预防冠心病等。

合谷：合谷位于手背，拇指和食指之间，第 2 掌骨中点的部位。合谷穴具有振奋卫阳、祛风解表的作用，可以预防多种急性传染病，治疗面部和口部的一些疾病如面瘫、牙痛等，正是针灸书上所说的"面口合谷收"。

鱼际：鱼际位于手掌第一指掌关节后的凹陷部位。鱼际穴能够通利咽喉，防治咳嗽喘息，用于预防呼吸系统疾病如哮喘、慢性咳嗽、慢性支气管炎、慢性咽炎等。

血海：血海位于大腿内侧，髌骨底内侧端往上2寸，股四头肌内侧头隆起的部位。血海穴可以调理血的运行、清理血中的热毒等。

足三里：足三里位于外膝眼以下3寸，胫骨外侧1横指的部位。足三里穴也是常用的预防疾病、强壮身体的穴位，可以健运脾胃，补益中气，预防传染病和中风、冠心病，增强免疫功能，促进人体新陈代谢，正是针灸书上所说的"肚腹三里流"。

阳陵泉：阳陵泉位于小腿外侧，腓骨小头前下方的凹陷部位。阳陵泉穴可以消除疲劳、舒筋通络，还可以疏肝清胆，防治胆石症等疾病。

委中：委中位于腘窝横纹中点的部位。委中穴可以强健腰膝、清解血毒，正是针灸书上说的"腰背委中求"。针刺委中时注意要避开穿行过腘窝的动脉，以减少出血。

行间：行间位于足背，在第1足趾和第2足趾之间的部位。行间穴具有疏肝明目、降压的作用，可以用于防治糖尿病，预防高血压、青光眼。

三阴交：三阴交位于下肢，内踝尖直上3寸，胫骨后缘的部位。三阴交穴具有调理腹腔脏器功能、促进生殖系统健康的功效，可以防治男性性功能障碍和妇产科疾病。

涌泉：涌泉位于足底中线的前1/3与中1/3交接的部位。涌泉穴有补肾壮阳、强壮身体、增强免疫力的作用。需要注意的是涌泉穴如经针刺治疗会令患者疼痛难忍，所以不宜针刺，而以灸法治疗为宜。

具体选哪些穴位，由针灸医生根据患者自身情况决定。不推荐自行针灸疗法，而可以以指代针，进行穴位自我按压作为辅助治疗。

31 耳豆压穴法治疗高脂血症应该如何操作？

耳郭的形状像是一个倒置的婴儿，头部朝下，胸部和躯干在中间，臀部在上。中医认为，耳郭上的穴位与人体各脏器的功能密切相关，继而发展出了耳豆压穴的治疗方法。具体操作是用专门的耳豆压在耳郭上特定的穴位，用胶布固定后定期给予一定量的刺激，从而刺激耳郭上的穴位，调理脏腑功能。最常用的耳豆是王不留行籽。耳豆压穴法比较安全，而且操作简单，很受欢迎。耳豆压穴法可以用于治疗失眠、慢性头痛、肥胖等疾病而且颇有成效，也可以用于治疗高脂血症，起到抑制食欲、调理气血、活血化瘀的效果。

32 灸法治疗高脂血症应该如何操作？

一般而言，灸法是使用由艾绒制成的艾炷、艾条，对身体的穴位进行熏灸，从而刺激穴位，达到温经通络、调理身体气血运行和阴阳平衡的方法。灸法具有预防和治疗疾病的功效。用灸法治疗高脂血症，一般选用神阙、足三里等穴位，以灸法培补脾肾功能，活血通络，化痰降浊，从而达到降低血脂的效果。已有文献认为灸法能够治疗高胆固醇血症和高甘油三酯血症。

33 按摩治疗高脂血症应该如何操作？

按摩治疗高脂血症，适用于按摩患者肥胖的部位，以帮助肌肉收缩，皮肤收紧，增加脂肪消耗，减少脂肪堆积。一般而言，按摩治疗高脂血症，每次按摩约半个小时，每日可以做一两次。但具体的治疗方案需要根据患者的自身情况、血脂的高低来灵活调整，以获得更加理想的治疗效果。

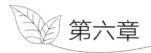

第六章
高脂血症的西医治疗措施

引言　　本章的主题是高脂血症的西医治疗措施，内容上主要是介绍高脂血症的西药治疗和其他西医治疗方法等基本信息。

1 西医对高脂血症的治疗原则是什么？

治疗每一种疾病前，医生首先要确定治疗原则，以指导后面治疗方案的制订和实施。西医对于高脂血症的治疗原则，就是纠正高血脂，尽量降低患者冠心病、脑梗死等心脑血管疾病的发病风险。

首先，纠正高血脂，改变患者血脂异常的状况，是高脂血症治疗的基础。由于高血脂的发生发展，与患者的膳食结构和生活方式密不可分，因此无论是中医治疗还是西医治疗，都非常重视饮食治疗和改善生活方式，但并不是所有的高脂血症患者单纯通过饮食治疗和改善生活方式就能够把高血脂纠正过来。对于这种情况，西医有四条途径，一是药物治疗，二是手术治疗，三是洗血脂治疗，四是基因治疗。其目的都是降低高血脂，纠正血脂异常。

其次，尽量降低患者冠心病、脑梗死等心脑血管疾病的发病风险，是高脂血症治疗的重要目的。高脂血症很容易引起各种心脑血管疾病，我们知道，急性心肌梗死、脑梗死、脑出血等疾病都是危及生命的重病，或者严重影响生活质量的慢性病，因此，对高脂血症的治疗，最主要的目的就是防治上述各种心脑血管并发症。

与此同时，还需要定期对患者进行检查，以了解降脂治疗的疗效以及是否在接受治疗后发生了不良反应，从而进一步完善、调整治疗方案。

 为什么有的高脂血症患者需要接受药物治疗？

高脂血症患者接受饮食治疗和生活方式调整，是非常必要的。但并非所有的高脂血症患者仅仅通过饮食治疗和生活方式治疗就能够把血脂降低到正常水平，也不是所有的高脂血症患者都能够长期坚持恰当的饮食方案和生活方式。有的高脂血症患者因为不重视，或者毅力不足，努力了一段时间之后就觉得"管住嘴、迈开腿"的日子太苦，实在没法坚持，于是不顾医生的劝阻，恢复了原来的饮食习惯和生活方式，血脂自然就得不到有效的控制，只能接受药物治疗。有的高脂血症患者，血脂比较高，又因为身体状况无法加强运动，需要通过药物来帮助控制血脂。还有的高脂血症患者，本身的血脂代谢紊乱情况较重，光靠饮食治疗和生活方式治疗，血脂没有得到改善，同样也需要药物治疗的帮助。

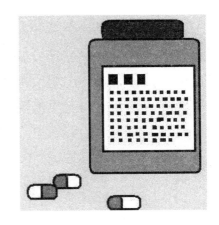

一般来说，对于接受饮食治疗和运动治疗半年以上、化验血脂仍较高的患者，医生就需要考虑对其进行药物

降脂治疗了。在接受药物降脂治疗的同时，高脂血症患者自己也应该尽量做好饮食治疗和生活方式治疗，这样可以提高降脂效果，减少降脂药的使用量。

 治疗高脂血症的西药有几类？

在确定患者需要进行药物降脂治疗后，就要根据患者高脂血症的病情以及身体的综合状况来确定具体选用哪类药物。

目前治疗高脂血症的西药有许多种。按降脂功能来分类，可以分为两大类，一类是以降低甘油三酯浓度为主，另一类以降低胆固醇浓度为主。

以降低甘油三酯浓度为主的药物，根据其化学成分，分为以下四类：烟酸类降脂药、贝特类降脂药、氯贝丁酯类降脂药、鱼油制剂。以降低胆固醇浓度为主的药物，根据化学成分，又可以分为以下四类：他汀类降脂药、亚油酸、胆酸螯合剂、胆固醇吸收抑制剂。

在下文里，我们将对这些药物进行逐一的简单介绍。具体使用哪种药物应由医生根据患者自身病情决定，这里的介绍仅供读者了解使用。

 什么是烟酸类降脂药？

烟酸类药物属于 B 族维生素的一种。当这类药物在人体内的含量低于一定剂量时，主要发挥的是维生素的作用；而当用量超过了这一剂量时，就发挥出明显的降脂作用，尤其是降低甘油三酯的作用。所以说，烟酸类药物的主要作用是降低甘油三酯，也有一定的降低胆固醇的作用，适用范围较广，除了 I 型高脂蛋白血症、纯合子型家族性高胆固醇血症等比较少见的疾病外，几乎可以适用于任何类型的高脂血症。

5 烟酸类降脂药包括哪些药物?

烟酸类降脂药的代表药物有:烟酸、烟酸铝、烟酸肌醇酯、阿昔莫司、谷维素等。

烟酸:叶菜、酵母、鸟兽的肉和肝脏中均含有大量的烟酸。烟酸具有降低胆固醇和甘油三酯的效果,尤其是降低甘油三酯。常用剂量为100毫克,每日3次,可渐增至1~3克/日。本品的一般不良反应有:感觉温热、皮肤发红(特别在脸面和颈部)、头痛等血管扩张反应;大剂量用药可导致腹泻、头晕、乏力、皮肤干燥瘙痒、眼干燥、恶心、呕吐、胃痛、高血糖、高尿酸、心律失常、肝毒性反应;一般服烟酸2周后,血管扩张及胃肠道不适可渐适应,逐渐增加用量可避免上述反应。如有严重皮肤潮红、瘙痒、胃肠道不适,应减少剂量。

烟酸铝:烟酸铝的作用与烟酸类似,常用剂量为1~2克,一日3次,饭后口服。不良反应为颜面或皮肤潮红瘙痒、皮疹、恶心、呕吐、心悸、视力障碍,可引起肝损害、黄疸。

烟酸肌醇酯:烟酸肌醇酯可以作为高脂血症和一些末梢血管障碍性疾病的辅助治疗。常用剂量为0.2~0.4克,口服,一日3次。不良反应为皮肤瘙痒、恶心、多汗等。

阿昔莫司:可以持久、稳定地降低血浆总胆固醇、甘油三酯、低密度脂蛋白的含量,提高高密度脂蛋白含量,可用于各种原发性和继发性高脂血症的治疗,还能发挥一定的降糖、抗氧化的作用,所以阿昔莫司是烟酸类药物中使用比较多的药物。高脂血症患者使用阿昔莫司主要是口服,每次250毫克,每日1~2次。不良反应轻微而且发生较少。

谷维素:谷维素提取自谷物的油脂,除了辅助降脂作用外,还具有抗氧化、抗衰老、改善内分泌调节的作用,临床上常将谷维素用于改善患者的自主神经功能和内分泌调节,以及高脂血症的辅助治疗。高脂血症患者使用谷维素主要是口服，剂量要大些，每次 100 毫克，每日 3 次，或遵医嘱。

 什么是贝特类降脂药？

贝特类降脂药物的主要适应证为：高甘油三酯血症或以甘油三酯升高为主的混合型高脂血症。目前临床应用的贝特类药物主要有苯扎贝特、非诺贝特及吉非罗齐。据临床实践，这些药物可有效降低甘油三酯 22% ～ 43%，而降低总胆固醇仅为 6% ～ 15%，且有不同程度升高高密度脂蛋白的作用。该药常见的不良反应为胃肠反应、恶心、腹泻，严重者可导致肝损害。

 贝特类降脂药包括哪些药？

贝特类降脂药的代表药物有非诺贝特、苯扎贝特和吉非罗齐。

非诺贝特：非诺贝特主要适用于治疗高甘油三酯血症和高胆固醇血症。高脂血症患者使用非诺贝特主要是口服。成人常用量为：一次 0.1 克，每日 3 次；维持量每次 0.1 克，每日 1 ～ 2 次。为减少胃部不适，可与饮食同服；肾功能不全及老年患者用药应减量；治疗 2 个月后无效应停药。

苯扎贝特：主要用于高甘油三酯血症、高胆固醇血症、混合型高脂血症的治疗。高脂血症患者使用苯扎贝特主要是口服，成人常用量为苯扎贝特片每日 3 次，每次 200 ～ 400 毫克。可在饭后或与饭同服。疗效佳者维持量可为每日 2 次，每次 400 毫克。肾功能不全时需调整剂量。

吉非罗齐：可用于高脂血症的治疗。高脂血症患者使用吉非罗齐主要是口服，一次 0.6 克，一日 1.2 克，早、晚餐前半小时服用或遵医嘱。

氯贝丁酯类降脂药包括哪些药？

氯贝丁酯类降脂药的代表药物有氯贝丁酯、萘酚平。

氯贝丁酯主要用于治疗高甘油三酯血症。此外，它还能抑制血小板聚集，降低纤维蛋白浓度，减少血栓形成，所以可以用于动脉粥样硬化和冠心病的辅助治疗。口服：每次 0.5 克，每日 4 次。个别患者有恶心、呕吐、食欲不振等症状。本品能通过胎盘，故孕妇忌用。

萘酚平有抑制血中胆固醇和甘油三酯的合成、增加固醇类排泄的作用，尤以降低甘油三酯较明显，主要用于治疗高甘油三酯血症。口服，每次 100 毫克，一日 3 次。本品与口服降糖药合用，可增强降糖药的作用；与呋喃苯胺酸合用，两者作用均增强，但可引起肌僵直；与口服抗凝药合用，可明显增强其抗凝作用。

 什么是鱼油制剂？

鱼油制剂并非提取自普通的鱼体内，而是提取自寒冷地区深海鱼的体内。深海鱼体内油脂富含的 EPA（二十碳五烯酸）和 DHA（二十二碳六烯酸）被提炼加工出来，即是鱼油制剂。鱼油制剂可以升高人体的高密度脂蛋白，保护心脑血管。

鱼油制剂中，最常用的是深海鱼油软胶囊，它是保健药品，对于有动脉硬化、脑血栓、脑出血风险的患者，以及常吃富含油脂食品的人群有一定的保健作用，但不能替代降脂药物的治疗作用。服用方法为口服每日 1 次，每次 1 粒，餐后服用。与卵磷脂合并使用，效果更佳。儿童、孕期及哺乳期的妇女、经期妇女、有出血倾向者和出血性疾病患者慎用。

什么是他汀类降脂药？

他汀类药物即羟甲基戊二酰辅酶 A（HMG-CoA）还原酶抑制剂，也即胆固醇生物合成酶抑制剂，是细胞内胆固醇合成限速酶，为目前临床上应用最广泛的一类调脂药物。由于这类药物的英文名称均含有"statin"，故常简称为他汀类。

现已有 5 种他汀类药物可供临床选用：①辛戈他汀（simvastatin），常见药物有舒降之、理舒达、京必舒新、泽之浩、苏之、辛可等；②洛伐他汀（lovastatin），常见药物有美降之、罗华宁、洛特、洛之特等，血脂康的主要成分也是洛伐他汀；③阿托伐他汀（atorvastatin），常见药物有立普妥、阿乐；④普伐他汀（pravastatin），常用药有普拉固、美百乐镇；⑤氟伐他汀（fluvastatin），常见药有来适可。该类药物最常见的不良反应主要是轻度胃肠反应、头痛。与其他降脂药物合用时可能出现肌肉毒性。

他汀类降脂药是近年来国内外使用最多的降低胆固醇的降脂药，是最为经典和有效的降脂药。2007 年《中国成人血脂异常防治指南》中指出，降脂治疗的首要目标是降低低密度脂蛋白浓度，令其达标。他汀类降脂药是目前医学界降低低密度脂蛋白最有效的药物，而低密度脂蛋白对动脉粥样硬化、冠心病、缺血性脑卒中等心脑血管疾病的发生有着重要的影响。因此，他汀类降脂药被当前的医学界视为防治动脉粥样硬化的基石，认为他汀类降脂药不仅仅适用于治疗高脂血症，还适用于动脉粥样硬化、冠心病、缺血性脑卒中等心脑血管疾病的治疗和预防。

 使用他汀类降脂药要注意什么？

他汀类降脂药的不良反应包括可能引起转氨酶升高和横纹肌溶解，

所以患者服用他汀类降脂药后，要定期监测肝功能、肌酸激酶、血脂化验结果等。倘若服用他汀类降脂药引起转氨酶升高且超过正常值上限的3倍，就要立即停用他汀类降脂药，加用保肝药物治疗；若低于正常值上限的3倍，也应该将他汀类药物减量，予以保肝治疗，并严密监测肝功能的变化，以帮助调整治疗方案。如果患者肌肉酸痛、化验肌酸激酶升高，就要停用他汀类降脂药，并予以输液等治疗。

 他汀类降脂药包括哪些药？

他汀类降脂药的代表药物有：辛伐他汀、阿托伐他汀、氟伐他汀、血脂康。

辛伐他汀（simvastatin）：常见药物为舒降之、理舒达、京必舒新、泽之浩、苏之、辛可等。一般始服剂量为每天10毫克，晚间顿服。最大剂量为每天40毫克。

阿托伐他汀（atorvastatin）：常见药为立普妥、阿乐。口服，可在任何时间单剂量服用，进食或非进食时均可。起始剂量为10毫克，一天一次，剂量范围为10～80毫克／日。根据治疗目标和治疗反应采取个体化治疗方案。对肾功能不全患者，不必调整剂量。

氟伐他汀（fluvastatin）：常见药有来适可。常规推荐剂量为20毫克或40毫克（1粒或2粒），每日一次，晚餐时或睡前吞服。

血脂康：血脂康主要成分为红曲。红曲是传统的中药，红曲的制作方法就是用红曲霉属真菌接种在大米上，再经发酵制备而成。《本草备要》中归纳红曲的作用是"入营而破血，燥胃消食，活血和血。治赤白下痢，跌打损伤"。现代医学研究认为，红曲富含天然他汀类物质，所以有降血脂的功效，可以降低胆固醇、甘油三酯和低密度脂蛋白，升高高密度脂蛋白，从而预防动脉粥样硬化，防治各类心脑血管疾病如冠心病、脑中风等；而且红曲还有抗氧化、抗癌的功效。血脂康适用于治疗高脂血症，也可用于冠心病等心脑血管疾病的辅助治疗。常用剂量为一次 2 粒，一日 2 次，早晚饭后服用。

 什么是亚油酸？

亚油酸被公认为人体唯一的必需脂肪酸，人体不能合成，或人体自身合成的量远远不能满足需要的量，需要从食物或药物中摄取。

在人体中，胆固醇与亚油酸结合后，才能够在人体内进行正常的运转和新陈代谢。如果人体缺乏亚油酸，就会发生胆固醇代谢障碍，一点点地沉积在血管壁上，形成血管壁上的斑块，损伤血管，逐步形成动脉粥样硬化，引发冠心病、脑中风等多种心脑血管疾病。因为亚油酸的这一作用，所以它具有降低血脂血压、软化血管、辅助防治心脑血管疾病的功效，被人们称为"血管清道夫"。

红花籽油、核桃油、向日葵种子油、芝麻油、花生油、橄榄油中含有较多的亚油酸，高于动物脂肪，所以人们烹饪食品时不能缺少植物油，可以将动物油和植物油掺和着使用于烹饪中。

当前，亚油酸主要作为保健食品使用，不能完全替代药物治疗的作用。

14 什么是胆酸螯合剂？

所谓的胆酸，是胆固醇在肝脏中转化的物质，人体的胆固醇经代谢后主要变成胆酸。胆酸螯合剂在人的肠道内与胆酸结合，阻止胆酸被肠道吸收，并促使胆酸随着粪便排出人体，从而促使胆固醇转化为胆酸，降低血中胆固醇的浓度。

胆酸还对人体的消化功能发挥较大的作用。胆酸可以乳化食物，促进食物中的饱和脂肪酸和胆固醇被人体吸收。胆酸螯合剂与胆酸结合，就能够降低食物中的饱和脂肪酸和胆固醇被人体吸收，从而减少人体内合成胆固醇的原料，从而抑制血胆固醇的浓度。

胆酸螯合剂的代表药物为考来烯胺，可用于治疗高胆固醇血症、动脉粥样硬化以及肝硬化、胆石症引起的皮肤瘙痒。口服 12 ~ 16 克／日，分 3 次于饭前或睡前用水或饮料拌匀服用。

 什么是胆固醇吸收抑制剂？

胆固醇吸收抑制剂就是减少肠道对胆固醇吸收的药物。胆固醇吸收抑制剂的代表药物为依折麦布。依折麦布适用于高胆固醇血症，可以单独使用或与他汀类降脂药联合使用，以增强降血胆固醇的效果。使用依折麦布的同时，高脂血症患者应该适当低脂饮食，否则治疗效果不佳。本品推荐剂量为每天一次，每次 10 毫克，可单独服用或与他汀类联合应用。本品可在一天之内任何时间服用，可空腹或与食物同时服用。

 临床医生如何挑选降脂药物？

临床医生挑选降脂药物，需要根据高脂血症患者的自身状况决定：是以胆固醇升高为主的高脂血症，还是以甘油三酯升高为主的高脂血症，或者是低密度脂蛋白升高的高低密度脂蛋白血症，以及高脂血症患者的肝肾功能、肌酸激酶等化验指标，还有患者的年龄、身体状况、是否在怀孕期间或者在哺乳期间、对哪些药物过敏或不耐受、是否有其他疾病等情况也需要考虑。在这里，我们只进行简单的介绍，具体的情况由临床医生掌握。

他汀类降脂药主要针对高胆固醇血症和高低密度脂蛋白血症的治疗，以及冠心病、脑梗死等心脑血管疾病的预防和治疗。大量的临床实验和临床观察表明，他汀类降脂药在降低胆固醇和低密度脂蛋白方面最为有效，而且可以稳定动脉粥样硬化斑块，令其固定、无法脱落（而脱落的斑块会随着血流沿着人体血管活动，在较细的血管处发生堵塞，从而引起冠心病、脑梗死等疾病）。

贝特类降脂药主要针对高甘油三酯血症的治疗，可以较迅速地降低血中甘油三酯的浓度。尤其是血中甘油三酯非常高的时候，人体的血液非常黏稠，和乳糜一样，容易引发急性胰腺炎，此时不能依靠饮食和运动慢慢调理了，患者应服用贝特类降脂药，迅速降低甘油三酯，以降低发生急性胰腺炎的风险。

烟酸类降脂药可以降低甘油三酯、增高高密度脂蛋白，临床上也有一定的运用机会。

其他降脂药临床使用较少，大体上作为辅助用药。鱼油制剂主要作为保健品使用，而且它对治疗高胆固醇血症效果不明显，对甘油三酯有较轻微的效果，因此只能作为预防性使用。对于高脂血症患者，鱼油制剂并无非常良好的疗效和意义。

17 哪些人不适合采用降脂治疗？

活动性肝炎患者不宜使用降胆固醇的药物。因为降胆固醇的药物是在肝脏进行代谢，此类患者肝脏已受损，再用降胆固醇药物，会加重肝脏的负担和损伤。

怀孕妇女不宜使用降胆固醇药物，因为胆固醇对胎儿发育影响较大，孕妇使用降胆固醇药物，有可能会影响胎儿的发育。

哺乳期妇女不宜使用降胆固醇的药物。因为降胆固醇的药物有可能会经过人乳分泌，对服用母乳的婴儿产生影响。

70 岁以上高龄患者以及慢性充血性心力衰竭、痴呆、恶性肿瘤活动期的患者，一般而言不宜采用降脂治疗，具体情况需要医生根据患者自身情况进行具体的分析。

手术治疗对高脂血症患者有意义吗？

对于家族性高胆固醇血症的患者，除了生活调理、运动降脂和药物降脂治疗以外，还可以采用手术治疗的方法。手术的具体操作方式有：第一种，切除患者的部分回肠，或者进行空肠旁路手术，减少小肠对脂肪的吸收；第二种，让肝脏的门静脉和腔静脉分流吻合，从而减少胆固醇的合成；第三种，肝移植。手术治疗对患者身体影响大，费用较高，所以并不适用于普通的高脂血症患者。

 洗血脂治疗对高脂血症患者有意义吗？

所谓的洗血脂治疗，其实是净化血浆，以降低患者血中各类脂质的浓度。洗血脂治疗主要有两种方法：①血浆交换法：医生取出患者300 ~ 500 毫升血液，使用换血机分离出血浆和胆固醇，另把血细胞成分回输患者体内，这种方法比较简单；②在换血机中专门安装一种可以选择过滤低密度脂蛋白的特异性过滤器，对血液进行过滤，再将过滤净化后的血液回输患者体内，这种方法比较复杂，对仪器的要求更高。

洗血脂治疗一般用于治疗因家族遗传导致的恶性高脂血症患者，对于普通高脂血症不适宜。原因在于，洗血脂治疗每次疗效只能持续 2 周到 1 个月，患者需要长期多次治疗，而且治疗费用较高，对仪器设备要求高，并非所有的医疗机构都具备这样的仪器；此外，这种治疗是一种有创性治疗，多次治疗可能会增加患者罹患病毒性肝炎等血液传播疾病的风险。

 基因治疗对高脂血症患者有意义吗？

基因，又名遗传因子，是遗传的物质基础，生物体的生长、发育、疾病、衰老、死亡等一切生命现象都与基因息息相关，是决定人体生殖和健康的内在因素。基因治疗是使用基因置换、基因修正、基因修饰、基因失活、引入新基因等改变基因的手段，在基因水平上治疗疾病的方法。医学界有观点认为，基因治疗可以使众多慢性疾病的患者摆脱长期用药的痛苦，如糖尿病、高血压、高脂血症等；尤其对因家族遗传导致的高脂血症患者而言，基因治疗的提出让他们看到了彻底摆脱高脂血症病魔的曙光。但目前高脂血症的基因治疗还仅仅处于实验室阶段，未能大量应用于临床，还需要更多的研究来完善、探索和开拓，使之最终能成为一种成熟实用、安全有效的技术，能够用在患者身上并为患者解决疾病痛苦。

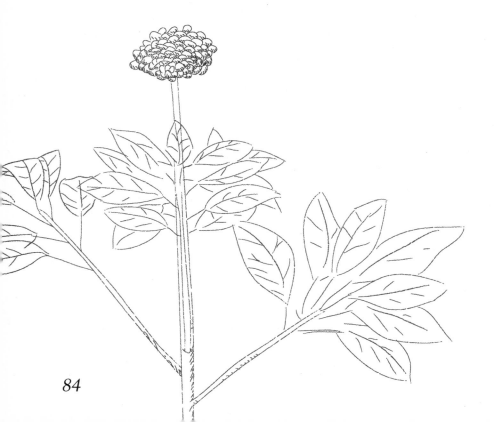

第七章

高脂血症病友的抗病小札

引言

　　亲爱的读者，如果你正是一名高脂血症患者，在重视这一疾病的同时，也不要背负太大的心理压力。得了高脂血症其实并不可怕，在这个世界上，在我们国家的各个地区，在你所生活工作的城市的其他角落里，也有着和你一样相同遭遇的人们，他们经过不懈的努力，已经取得与病魔抗争的胜利，想了解一下他们的故事吗？想听一听他们抗病过程的心得体会吗？本章将为你讲述三位高脂血症病友的故事，在这些故事里，大家可以分享到他们患病以及抗病的详细经历和经验、心得，从而获得启迪和鼓励（为了保证个人隐私，这些病友及其家属朋友的姓名都用了化名）。

1 小时候父母领着我上医院，如今我带着父母去医院做体检

乔绘今年 40 岁，是一家合资企业的中层人员，平时工作压力非常大，工作任务重，常常觉得疲惫不堪。乔绘有时候会觉得有些头晕、健忘、气短，但不怎么重视，更不打算去医院看病，因为周遭的同事工作都太忙，有病扛着扛着就过去了。直到隔壁办公室一位 48 岁的同事因突发脑出血被送进医院，才引起大家对自身健康的重视，纷纷抽出时间到医院做体检。

当一系列检查完成之后，医生告诉乔绘，她的各项检查结果基本正常，只是生化检查结果中甘油三酯为 3.14mmol/L，高出正常值。医生询问乔绘："你平时吃油腻和高糖食物多不多？"

乔绘点头回答说："是啊，我的工作经常需要出去应酬，而且大部分都是西餐馆，吃高热量的食物很多，加之经常加班加点，喜欢点汉堡、比萨、冰激凌之类高热量的食物当夜宵，否则就觉得能量不够，工作到一半肚子就饿了。是不是因为这个原因，我的血脂才会升高？不过我现在还不想吃药，是否少吃这些食品，血脂就能够降低下来？"

"是的，甘油三酯主要跟饮食有关，你的检查结果提示甘油三酯升高，与你长期吃高热量、高油脂的食物有很大的关系。"医生解释说，"如果你不想吃药，那就要从现在起尽量做到饮食清淡，而且适当增加运动，控制体重，少饮酒或者不饮酒，这样可以帮助你把过高的甘油三酯逐步降低下来。"

听完医生的话，乔绘松了口气，决心靠着饮食调整和增加运动来努力控制自己的血脂，以后尽量少吃汉堡、比萨、冰激凌之类的高热量食物，自己带饭上班。但是乔绘自己平时工作就很忙，回家很晚。她的丈夫是另一家企业的工程师，经常出差。儿子在外地读大学。谁来给乔绘做饭呢？乔绘的母亲知道了女儿血脂升高的事，问明白是怎么回事后就说："没事，我帮你做饭好了，自家做的饭带着去吃，比外面买的干净！"

　　乔绘当然不忍心让年过六旬的父母天天给自己做饭做菜再送到自己家里来，好说歹说才谢绝了。但乔绘看着父母逐渐斑白的发鬓和眼角的鱼尾纹，下定决心要抽时间带他们去医院做一次检查——自己40岁，还算年轻，都已经患上了高脂血症，而自己的父母呢？

　　父母自然是不同意的，怕麻烦，怕耽误女儿工作休息，怕让女儿多花钱，而且觉得自己没有病倒，应该不会有什么大事，没必要去医院。乔绘百般劝说固执的父母，回想起自己小时候怕打针，父母每次领生病的自己去医院也是这般费劲，不由觉得好笑。

　　父母终于在女儿的带领下到医院里做了比较全面的检查。等看过了所有的检查报告之后，医生告诉乔绘，她的母亲生化检查的血清中总胆固醇5.41mmol/L，甘油三酯正常，所以是边缘性血脂升高，也需要多加注意。

　　乔绘不明白了："我平时在吃的方面很不注意，所以会血脂升高；但我妈平时吃得很清淡，怎么血脂也会升高呢？"

　　医生耐心地解释道："甘油三酯升高一般是跟饮食有关，而胆固醇升高，主要是因为自身代谢的原因，跟饮食也可能有一定关系，像经常吃富含胆固醇的食品，如动物内脏、蛋黄，也会让胆固醇升高。"

　　听到这里，不等乔绘开口，她的母亲就先回答了："我就是天天吃鸡蛋呀，每天两个，都是买的农家土鸡蛋，营养，而且我很爱吃鸡蛋，平时下碗面条或者做菜炖汤的时候打个鸡蛋进去，味道可香呢。"

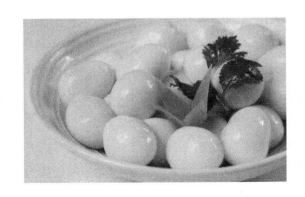

　　"鸡蛋是很香，但您的胆固醇偏高了，所以要少吃些鸡蛋，至少是要少吃鸡蛋黄，鸡蛋黄和动物内脏里含的胆固醇高。而且您还要适

当增加运动，这样可以帮助您把血脂控制好。"

三个月后，乔绘再带着母亲到医院来做复查，她们的血脂均达到正常范围。医生对乔绘和她的母亲微笑着说："首先恭喜你们血脂已经控制了，但今后还得继续注意饮食和运动，定期复查一下。"

乔绘的母亲问："血脂还会升高吗？"

"还有可能，所以今后还需要注意，不能胡吃海塞，以后还得抽空来医院复查一下，不能现在血脂降低了就掉以轻心。"

 夫妻共患难，齐心战病魔

邓芳的父亲是一个小有名气的饭店大厨，做得一手好菜。邓芳从小就胃口特好、吃饭倍儿香，长得脸圆圆的很可爱。长大以后，邓芳从父亲那里学了一手好厨艺，喜欢时不时地做些美味可口的小菜、小点心给自己加餐，加上本身就心宽体胖、大大咧咧的性情，所以邓芳的体型从小到大一直偏胖，但自己也不是很在意。

大学毕业后邓芳在一所大学的图书馆里当图书管理员，她很喜欢这份工作，因为可以静静地阅读图书馆中大量的书籍，沉浸在书卷的油墨香中。大学里还有各种各样的社团，比如传统的书画协会、围棋社、自行车协会以及网络游戏爱好者组建的网络游戏公会等。有一天邓芳经过一个网络游戏公会的宣传栏前，看到公会成员模仿游戏中的人物化妆、穿上特制的衣服，即时下年轻人中流行的 Cosplay，觉得很新潮有趣。在他们的介绍下，邓芳也开始加入这个网络游戏的玩家行列。白天上班，晚上下班回家吃饭做家务之后，就是上网玩游戏，直到休息。

在这个网络游戏公会中，邓芳遇到了她后来的先生——周明。周明也是该网络游戏的玩家，恰好在同一个城市的某家公司任职，平时主要负责系统维护工作。两人在游戏中相识，一起在这个虚拟世界中组队做任务、刷副本、升级，慢慢熟络起来，觉得很有共同语言，逐渐从网络游戏中的朋友发展成为现实生活中的恋人、夫妻。两人都没有太大的经济负担和工作压力，年纪尚轻也暂时不考虑要孩子的事情，每天回家后就在一起吃好的、玩网络游戏，小日子无忧无虑。

邓芳工作单位的正式员工入职两年后就可以参加单位每年组织的全面体检。邓芳首次参加了单位体检，检查报告说邓芳患了高脂血症，总胆固醇 5.92mmol/L、甘油三酯 2.22mmol/L。邓芳吃了一惊，想起自己的丈夫周明也是偏胖的体型，自己高血脂了，那丈夫会不会也是高血脂呢？于是当天回到家就劝周明也去医院检查一下。周明开始还毫不在意，最后实在拗不过邓芳的百般劝说，勉强去医院化验了一下血脂。化验结果显示，周明也一样是高脂血症患者，总胆固醇 6.12mmol/L、甘油三酯 2.56mmol/L。

拿着两人的化验单，医生又仔细看了看这一对体型偏胖、颇有"夫妻相"的年轻夫妇，问道："你们平时做什么工作，运动多吗？吃的东西是不是大多是高糖高油脂的食品？"

邓芳抢先回答说："运动啊，很少的。我平时工作的时候都是坐着，家离工作单位也不远，走路二十分钟就到了，回家以后也很少动弹。他更狠，玩游戏下副本刷装备，一坐下去就两三个小时不挪窝的，吃的还很多，难怪血脂比我还高。"

周明笑嘻嘻地说："因为你的手艺太好了嘛——我的工作也是坐办公室的，运动很少。单位远一点，上下班就是坐地铁，还算方便。我爱人厨艺很好，我们家里天天都是好饭好菜的，还经常做巧克力蛋糕、冰激凌、比萨、培根肉之类的当夜宵，比外面买的好吃多了。我们两个人不抽烟、不喝酒，就是爱吃和爱玩网游。"

医生听完也乐了："不抽烟、不喝酒，当然很好。爱吃和成天坐着不动弹对身体的危害虽然比不上前面两个，但也不利于你们的健康。你们看这化验单上，甘油三酯和胆固醇都是高的。现在年纪轻轻的就高脂血症了，再不注意以后怎么行？"

　　"好吧，那我们现在就开始注意。"邓芳瞧瞧化验单，又不放心地问道，"医生，你看这样的血脂需要吃药吗？"

　　"你们可以先试试生活方式调理，如果能靠着运动饮食把血脂降下来，就先不需要吃降脂药。从现在开始，应该把饭量逐步减少，少吃特甜特咸或者油腻的食品，少吃动物内脏和蛋黄，饮食清淡，多吃蔬菜，少吃主食，别喝酒，多运动，把体重减轻。能做到吗？"

　　"这个，争取吧。"周明这般回答。邓芳微嗔地拍了他一下："什么争取吧，认真点！说好了啊，今晚回家我就不做夜宵了，咱们也别老玩游戏了，吃完晚饭就先出去散散步。"

　　话虽如此，但长期以来的生活习惯是难以改变的。当天晚上，吃过了远远不如平日丰盛的晚餐，邓芳硬把周明拽出门散步，在小区里走来走去，只觉得索然无味。一个小时之后，周明按捺不住了，直嚷嚷要回去上游戏刷副本，邓芳也很想玩，于是两人一起回到家中，继续上网玩游戏。过了一会儿两人馋虫发作，于是邓芳只好再次下厨，两人的自控计划第一天就失败了。

　　周明不怎么在乎血脂高的问题，但邓芳在图书馆上班的时候翻看了许多高脂血症相关的医学书和科普书，对这个问题比较重视。为了自己和丈夫的健康，她决定要继续努力，但这回采用了循序渐进的方法，而不是像刚开始那么激进。她把原来夜宵吃的甜点换成了水果沙拉，等

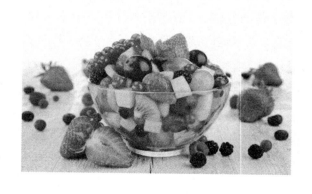

两个人习惯以后，又把水果沙拉里的沙拉酱替换成酸奶。每天晚饭后她还拉着周明一起散步，后来发现周明比较喜欢打乒乓球，于是买了乒乓球拍和周明一起对打。周明开始很不耐烦，嘀咕着妻子整天小

题大做的真麻烦，但他感动于妻子的关心，还是逐渐顺从了邓芳。这样做了九个月，当他们再去医院的时候，医生瞧着他们医保卡上的照片又瞧瞧两个人，差点认不出来了——两个人都瘦了十多公斤，和照片上胖乎乎的模样相差了不少。

这一回化验检查，两个人的血脂都降到了正常水平。拿到化验结果离开医院的时候，周明回头对着玻璃自动门打量了一下自己结实利落的身材，笑嘻嘻地道："现在我可以算得上是帅哥了吧？"

挽着他的手臂，邓芳忍不住噗嗤一声笑了起来。平时一说到夫妻要患难与共，人们只会想到天灾人祸。其实，在许多慢性病面前，尤其是与生活方式、饮食习惯密切相关的慢性病，夫妻也是一样要患难与共的。关注自己和爱人的健康，齐心协力预防和治疗疾病，这也是一种夫妻之道。

3 "高脂爸爸"与"高脂妈妈"的烦恼

庞泊工作很出色，家庭也美满，唯一的遗憾就是她今年已经 35 岁了，爱人 40 岁了，两个人还没有孩子。庞泊长期月经不调，她一直以为是自己工作压力太大的原因，并不在意，直到结婚多年后没有怀孕，她才着了急，和爱人一起上医院检查，发现夫妻两人在生育方面都有一点问题——庞泊是多囊卵巢综合征患者，可以导致月经不调而且不容易受孕；庞泊的爱人是精子活动力偏低，也不利于让妻子怀孕。医生劝他们不要太着急，要好好调理身体。两个人难过了很久以后慢慢想开了，一方面积极按医生的要求调理身体，一方面也调整好心态，孩子的事情就顺其自然，得之我幸不得我命吧。

庞泊和丈夫几年前单位体检就查出来两个人都是高脂血症，血总胆固醇升高；庞泊的丈夫还有高血压，每次体检时量血压一般都在（140 ～ 150）/90mmHg 左右。两个人觉得不痛不痒的没啥要紧，所以一直不是很在意。直到一个周末庞泊到医院准备做不孕不育症方面的检查，偶然看见医院贴出了有个高脂血症危害的科普讲座的宣传公告，心想反正都来到医院了，听一听也没什么打紧。于是庞泊按照宣传公告上说的地点找到了讲座，听医生详细讲解高脂血症的危害以及预防治疗高脂血症的重要性。她回想起自己和丈夫化验的结果，于是在讲座完后拦住医生询问应该怎么治疗。

医生告诉她："你和你爱人得先抽血化验一下，或者你们单位近期做了正规的体检化验过血脂，你就把全套体检报告拿过来，弄清楚了现在的血脂情况，我才能告诉你接下来应该怎么治疗。"

庞泊他们恰好一个月以前参加了单位体检，于是第二天庞泊带着两个人的体检报告来到医院挂了那位医生的门诊号，请医生看他们的体检报告，并问道："医生，我两个月没来月经了，你看这体检报告上能看出来是什么问题吗？"

"哦？"医生一愣，"你们近期避孕没有啊？是不是怀孕了？"

"没有，我和我先生都是不容易有小孩的，应该不会怀孕吧，我们单位的体检非常简单，就是量血压、抽血、做个心电图而已，连胸片和超声都没做过的。"

"不管怎么说，先查一下吧。"医生给她开出了妊娠方面的检查。庞泊不以为意地去做了，但拿到结果的时候，却几乎喜极而泣。

看到她高兴的样子，医生也很欣慰："恭喜你有宝宝了！刚才你做检查的时候我已经看过了你和你爱人的体检报告。先说说你爱人吧，他的总胆固醇 9.72mmol/L，这是高脂血症了，而且他血压也高，这么持续下去，对他的心脑血管都会造成损害。如果方便的话，你让他来医院看一下，他目前的情况，除了注意饮食清淡和多运动以外，还需要服用药物进行降压治疗和降脂治疗。"

庞泊皱起了眉头："那，我呢？我的胆固醇没他高，但也达到了 8.02mmol/L，我也是高脂血症吧？"

　　"是的，你血脂也高，但是你现在有宝宝了，不适合使用降脂药，包括在生下宝宝以后还需要母乳喂养，也不赞成你吃降脂药。"医生耐心地解释，"怀孕期间你肯定需要注意营养，但也不能吃得太多，否则对你和宝宝不利。等你去妇产科门诊办生育档案的时候，把这些情况给妇产科大夫说明，她会更详细地指导你的。"

　　庞泊点点头，随即又想到了另一个问题："我和我老公都是高脂血症，会不会遗传给宝宝啊？"

　　"父母都是高脂血症的话，的确宝宝长大以后比一般人容易发生高脂血症。但你不要太过担心，也不能够一点都不担心。"医生一面在病历本上写着病历，一面叮嘱说，"毕竟你血脂还是高的，等宝宝生下来长大，不用再喂奶之后，你还要继续检查血脂，治疗你的高脂血症，注意饮食和运动。等孩子长大懂事了，也别让他长得太胖，适当地参加运动，以后告诉他要注意预防高脂血症。"

　　"唉，真害怕会遗传给他。"庞泊依然有些情绪低落。医生开解道："别太担心，你是一个好妈妈，以后以身作则地教导好孩子，高脂血症是可以预防的。"

　　听完医生的话，庞泊方才心情好转愁眉舒展，高高兴兴回去为养胎生产做准备去了。

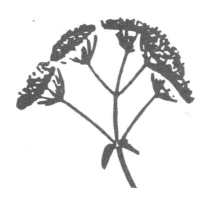

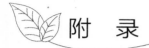

附 录

人体穴位图

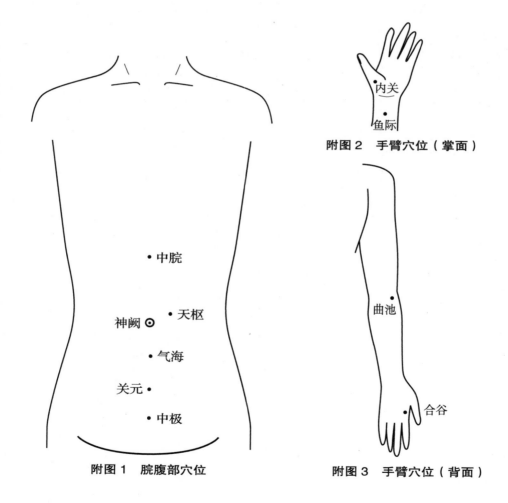

• 内关

鱼际

附图 2　手臂穴位（掌面）

• 中脘

• 天枢

神阙 ◉

• 气海

关元 •

• 中极

附图 1　脘腹部穴位

曲池

合谷

附图 3　手臂穴位（背面）

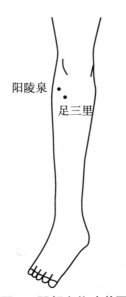

阳陵泉

足三里

附图 4　腿部穴位（前面）

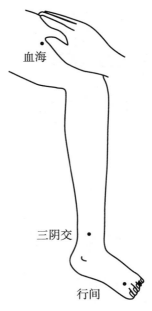

血海

三阴交

行间

附图 5　腿部穴位（内侧面）

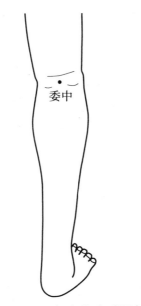

委中

附图 6　腿部穴位（后面）

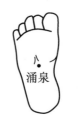

涌泉

附图 7　足掌穴位

参考文献

［1］傅华. 预防医学［M］. 北京：人民卫生出版社，2004.

［2］王吉耀. 内科学［M］. 北京：人民卫生出版社，2012.

［3］景录先. 高脂血症防治必读［M］. 北京：中国妇女出版社，2008.

［4］柴一兵. 高脂血症日常防治大全［M］. 西安：第四军医大学出版社，2009.

［5］方宁远，李广智. 高脂血症［M］. 北京：中国医药科技出版社，2009.

［6］王世钦，岳桂华，孙庆才. 高脂血症中医防治与养生［M］. 北京：化学工业出版社，2010.

［7］孙玉焕，李金祥，贾庆祥，等. 高脂血症中医独特疗法［M］. 石家庄：河北科技出版社，2009.

［8］国家中医药管理局专业技术资格考试专家委员会. 全国中医药专业技术资格考试大纲与细则［M］. 北京：中国中医药出版社，2011.

［9］睢明河. 最新国家标准针灸穴位图［M］. 北京：中国中医药出版社，2010.

［10］王雪苔. 中华针灸图鉴［M］. 北京：人民军医出版社，2004.